2017年度江苏省社会科学基金课题研究成果（17EYB018）

公立医院领导干部
经济责任审计评价体系研究

史安平　陈艳娇　潘佳佳◎编著

中国商业出版社

图书在版编目（CIP）数据

公立医院领导干部经济责任审计评价体系研究／史安平，陈艳娇，潘佳佳编著. -- 北京：中国商业出版社，2021.10

ISBN 978-7-5208-1856-8

Ⅰ．①公… Ⅱ．①史… ②陈… ③潘… Ⅲ．①医院—领导人员—经济责任审计—评价—体系—研究—中国 Ⅳ．① R197.322

中国版本图书馆 CIP 数据核字（2021）第 216292 号

责任编辑：刘加莹　武维胜

中国商业出版社出版发行
010-63180647　www.c-cbook.com
（100053　北京广安门内报国寺 1 号）
新华书店经销
武汉鑫佳捷印务有限公司印刷
*
787 毫米 × 1092 毫米　16 开　14 印张　165 千字
2021 年 10 月第 1 版　2022 年 2 月第 1 次印刷
定价：88.00 元
* * * *

前　言

　　经济责任审计是具有我国特色的一种审计制度，从 20 世纪 80 年代开始的厂长离任经济责任审计发展至今已有 40 余年的历史。通过对领导干部进行任期经济责任审计来考察领导干部任职期间履行经济责任的情况，不仅有利于从源头上预防和治理腐败，也有利于提升领导干部的执政水平。

　　我国公立医院作为政府体系下为实现公共医疗服务目的而设立的组织载体，在新时期医疗卫生体制改革逐步深入的背景下，其领导干部的经济责任审计也逐渐成为我国经济责任审计的重点领域之一。尽管我国出台了经济责任审计的法律准则和应用指南等文件，卫生行政管理部门也对公立医院领导干部经济责任审计的内容、程序、评价和结果应用等方面进行了规范，但对于公立医院领导干部的经济责任审计并没有官方统一的标准化的评价指标体系可供参考，无法满足实际的需要和充分发挥经济责任审计的价值。目前我国对于公立医院领导干部经济责任审计评价指标体系的研究，大多没有很好地结合新医药卫生体制改革背景的有关要求和公立医院公益性的特征，且对经济制度的建立、各项经济活动决策、执行和监督等方面评价指标的研究不够细致和系统，未能体现经济责任审计特点和重点领域。

审计评价是审计人员在严格按照相关的审计程序，基于审计事实，综合各项审计证据的基础上，客观全面地对被审计对象做出总结性的判断和认定的一系列活动。审计评价需要审计人员按照审计依据和审计标准，对被审计单位有关经济活动，经过分析、取证与综合，最后提出审计结论和决定、意见或建议。审计评价是审计实施中最根本、最活跃、最积极的因素，它不仅是反映审计主体（被审者）是否符合审计标准，即有无错弊和效益及其程度；同时也是检验审计主体（审计者）是否按照审计原则和标准进行审计。所以，它被认为是一切审计价值的最终体现。

审计评价是经济责任审计的根本目标，决定着审计工作的成效。进一步完善以履职尽责为主线的领导干部经济责任审计总体评价模式，在防范审计风险的前提下给出比较直接的评价意见。一是结合公立医院实际制定一套行之有效的评价体系，确定评价指标、评价内容、评价标准、评价方法、评价程序及结果运用等，供领导干部任职期间对照执行。二是采取定性与定量相结合的方法，这既反映领导干部所在单位的发展规模、增长速度等定量指标，又反映经营管理的性质和质量、内部控制的健全有效及遵纪守法情况等定性指标。三是突出重点，把握领导干部履行经济责任的主线，突出对经济行为和经济责任的评价，突出对有重要影响的经济事项的评价，突出对重大决策过程、效果的评价。四是充分发挥联席会议的作用，联席会议成员代表了领导干部履行经济责任涉及的多方面意见，其集体决定的意见更具有公允性和认可度，更容易运用于干部管理之中。

充分发挥出审计的价值，审计评价必须做到内容客观公正、实事求是，语言严谨规范、语意确切。这就要求审计人员在实践过程中，围绕审计事项，紧扣审计职责，明确审计重点，对审计内容进行合理划分；同时必须经由严格的审计取证，合规的审计调查进而获得科学合理、客观有效的审计结论。此外，由于审计评价直接面向报告使用者，因此在审计评价的文字表达上层次分明、详略得当，从而保证其实践价值。因此，建立一套审计评价指标体系是解决当前审计评价范围过宽、内容过空、表述分散等问题的良方。

因此，本书的研究问题就是在深化医药卫生体制改革背景下，如何建立一套既满足经济责任审计要求又符合公立医院自身特点和实际需求的公立医院领导干部经济责任审计评价指标体系。

史安平

2020 年 10 月

目　录

第1章 导论

开展公立医院领导干部经济责任审计，保证其在国家政策支持和法律许可的条件下，正确地行使自己的权利，以提高公立医院科学管理水平和现代医院管理创新能力，是强化政府对公立医院的监管，保障公立医院改革顺利实施的重要举措。

目前，我国经济责任审计的理论研究及其实践已经得到较大的发展。但是这些研究大都是针对政府行政领导干部以及国有企业领导人的经济责任审计，鲜有涉及公立医院领导干部的经济责任审计。尤为突出的是有关公立医院经济责任审计评价体系的研究较少，这已成为制约公立医院领导干部经济责任审计工作水平提升的瓶颈。适时开展对领导干部经济责任履行情况做出客观公正、实事求是的评价，既是《党政主要领导干部和国有企事业单位主要领导人员经济责任审计规定》的要求，也是相应组织部门落实《公立医院领导人员管理暂行办法》，选拔任用干部的重要依据。审计评价是经济责任审计报告的核心内容，而构建审计评价体系，是开展领导干部经济责任审计评价的重要前提和基础。公立医院作为一个特殊的组织机构，对其领导人进行经济责任审计评价既有党政领导干部经济责任审计评价的共性，也有其特殊性。特别是在新医改背景下，如何在审计评价中强调公立医院公益性、社会性，促进新医改政策的贯彻落实，构建一套着眼于公立医院整体发展的需要、把握医院发展客观规律的经济责任审计评价指标体系，已成为当前亟待解决的问题。

1.1 选题背景

随着我国经济社会的迅速发展和医疗体制改革的不断深化，政府对医疗经费的投入逐年增长，医疗卫生事业得到长足发展，而医院作为医疗卫生行业的核心部分也越来越多地受到社会各界的高度重视。与此同时，我国国民素质日益提高，生命健康意识也随之增强，医院作为生命健康的捍卫者，承担救死扶伤、呵护生命、保护健康的重要责任。在我国，公立医院作为一种特殊的组织形式，在管理制度、资金来源及使用情况、科研及基建工程等方面都与其他行业有较大不同，这使得医院的内部经济活动呈现出复杂化和多元化的发展趋势，同时也使医院负责人在国家及医院的资产管理和使用方面承担相应的经济责任。

然而，随着医院规模的日益扩大，收入的逐年上升，办院自主权和资源配置权不断增强，医院管理活动中所呈现的问题越来越多。近年来，许多医疗事件的发生也印证了医疗服务发展中出现的各种问题。2016年7月13日，云南省普洱市中级人民法院以受贿罪判处被告人原云南省第一人民医院领导干部王天朝无期徒刑，剥夺政治权利终身，并处没收个人全部财产。王天朝在任职期间利用职务之便，收受公司和个人贿赂的财物共计折合人民币 1.16 亿元，其中包括房子 100 套、车位 100 个，故而得来"双百领导干部"之称，此案创下了医疗卫生系统官员腐败的多项纪录。医疗领域腐败案件频发，引发了越来越广泛的社会关注。据不完全统计，仅 2018 年上半年，全国医疗卫生系统因贪腐落马的领导干部就达 64 人次之多，其中包括各级公立医院领导干部 29 人，比例高达 45.31%。为何公立医院领导干部更容易成为医疗卫生领域腐败的重灾区？

首先，我国公立医院是指政府举办的纳入财政预算管理的医院，作为政府体系下为实现公共医疗服务目的而设立的非营利性的组织载体，受到政府部门的监管。随着近年来政府职能的转变和医药卫生体制改革深化，卫生行政部门与公立医院等非营利性医疗机构逐步实现"管办分离"，政府卫生行政部门主要承担行业管理的职能，而公立医院逐步落实独立法人地位和经营自主权，这使得公立医院法人（一般为主要领导干部）享有更充分的人事权、财权、物权。

其次，医疗系统作为特殊行业，其专业性很强，业务也有独立性。很多领导干部不仅仅是一个医院的行政领导，更是该院的业务骨干、医术权威，对于采购的药品、医疗器械品牌和类型拥有极高的话语权，因此领导干部这一角色，集行政管理权力和技术决定权于一身，若对这些权力监管不充分，就容易滋生权力的滥用甚至贪污腐败。

在这种背景下，对公立医院领导干部进行经济责任审计作为监督其权力运行和经济责任落实情况的重要手段，正越来越多地受到社会各界的高度重视，逐渐成为我国经济责任审计的重点领域之一。

经济责任审计是中国特有的一种经济审计监督检查的方式。经济责任审计工作是伴随着我国经济、政治体制改革的不断深入和民主法治建设的大力推进，逐步建立和发展起来的，是干部监督的一项重要制度，是党和政府依法治国、科学管理干部、加强监督的重要手段。

经过近40年的发展，经济责任审计已成为一种具有中国特色的经济监督制度。2006年修订后的《中华人民共和国审计法》首次明确了经济责任审计的法律地位，为经济责任审计进一步发展提供了法律依据，经济责任审计成为一种新的审计类型。2007年10月，中国共产党第十七次全国代表大会将健全经济责任审计制度写入了十七大报告。2010年10月，中共中央办公厅、国务院办公厅颁布了《党政主要领导干部和国有企业领导人员经济责任审计规定》，标志着经济责任审计作为一项具有我国特色的经济权力监督制度逐步建立并推广开来。通过对领导干部进行任期经济责任审计来考察领导干部任职期间履行经济责任的情况，不仅有利于"将权力关进制度的笼子"，从源头上预防和治理腐败，也有利于提升领导干部的执政水平。2014年7月，国家七部委局联合印发实施《党政主要领导干部和国有企业领导人员经济责任审计规定实施细则》，为经济责任审计执行过程中出现的新问题，特别是对部分条款的理解不统一、操作不规范等问题进行了补充。

2015年，中央办公厅、国务院办公厅印发《关于完善审计制度若干重大问题的框架意见》及相关配套文件，明确提出要更好发挥审计在党和国家监督体系中的重要作用。党的十九大报告将改革审计管理体制作为"健全党和国家监督体系"的重要内容。

党的十九届三中全会提出，要完善坚持党的全面领导的制度，建立健全党对重大工作的领导体制机制，加强党对涉及党和国家事业全局的重大工作的集中统一领导，加强和优化党对深化改革、依法治国、经济、农业农村、纪检监察、组织、宣传、文化、国家安全、政法、统战、民族宗教、教育、科技、网信外交、审计等工作的领导。改革审计管理体制，组建中央审计委员会，是加强党对审计工作领导的重大举措，目的是构建集中统一、全面覆盖、权威高效的审计监督体系，更好发挥审计在党和国家监督体系中的重要作用。

中央审计委员会的主要职责是，研究提出并组织实施在审计领域坚持党的领导、加强党的建设方针政策，审议审计监督重大政策和改革方案，审议年度中央预算执行和其他财政支出情况审计报告，审议决策审计监督其他重大事项等。中央审计委员会办公室设在审计署。

2018 年 5 月 23 日，中央审计委员会第一次会议召开，会议审议通过《中央审计委员会工作规则》《中央审计委员会办公室工作细则》等文件。

这一系列政策规定的出台有效促进了我国的经济责任审计工作的发展。2019 年 7 月 7 日中共中央办公厅、国务院办公厅印发《党政主要领导干部和国有企事业单位主要领导人员经济责任审计规定》。为什么要出台新规定？为了坚持和加强党对审计工作的集中统一领导，强化对党政主要领导干部和国有企事业单位主要领导人员（以下统称领导干部）的管理监督，促进领导干部履职尽责、担当作为，确保党中央令行禁止，根据《中华人民共和国审计法》和有关党内法规，制定本规定。新规定进一步强调，经济责任审计工作以马克思列宁主义、毛泽东思想、邓小平理论、"三个代表"

重要思想、科学发展观、习近平新时代中国特色社会主义思想为指导，增强"四个意识"、坚定"四个自信"、做到"两个维护"，认真落实党中央、国务院决策部署，紧紧围绕统筹推进"五位一体"总体布局和协调推进"四个全面"战略布局，贯彻新发展理念，聚焦经济责任，客观评价，揭示问题，促进经济高质量发展，促进全面深化改革，促进权力规范运行，促进反腐倡廉，推进国家治理体系和治理能力现代化。

公立医院经济责任审计的起步虽然较迟一些，但在 2006 年原卫生部颁布了 51 号令《卫生系统内部审计规定》后，随着政府的推进，也得到了迅猛发展，尤其是在促进公立医院合规发展方面起到了重要作用。

根据南京市卫健委统计，2006—2018 年间，市卫健委及直属单位内审部门，认真履行职责，努力把经济责任审计工作融入医疗卫生事业发展和改革大局，市卫健委及直属单位共审计领导干部 184 人次，其中直属单位行政"一把手"54 人次、直属单位中层干部 130 人次。审计查出由领导干部直接责任造成的违规问题金额和损失浪费问题金额合计 2535 多万元。通过经济责任审计，向市卫健委和直属单位领导提交审计报告、综合报告和专题报告等超过 200 篇，为市卫健委党委和直属单位领导的决策提供了重要参考依据，对推动全市卫生系统的改革和发展发挥了积极作用。

当然也应看到，当前公立医院经济责任审计仍存在一些问题，如审计人员自由裁量空间大，评价标准定量不足，评价尺度不一，难以把握；审计评价时受审计人员以往经验影响大，容易造成对同一审计对象，得出不同评价的现象等问题。这些问题都阻碍着公立医院经济责任审计质量的提高和工作的发展。

由于医疗卫生行业的特殊性，我国公立医院的经济活动及其法人的经济责任与其他党政机关、事业单位和国有企业存在较大差异。虽然 2010 年出台的原规定和 2014 年出台的细则，及 2019 年出台的新规定作为国家层面上经济责任审计普遍的纲领性指导性文件，对公立医院领导干部经济责任审计指明了方向。2013 年原国家卫计委颁布了《医疗机构主要负责人任期经济责任内部审计要点》的通知（以下简称要点），在原规定和细则的基础上将医疗机构内部主要负责人经济责任审计的内容进行了进一步细化。2018 年，由国家卫生健康委员会颁布的第 16 号《卫生计生系统内部审计工作规定》（以下简称"16 号令"）对卫生计生系统内部管理干部的经济责任审计工作也提出了明确要求。但是即使是针对医疗卫生行业出台的要点和 16 号令，其内容与其他单位的领导干部经济责任审计也无明显差异。

在审计实际工作中，由于没有一套统一的标准化的评价体系可供参考，不同的审计人员对相应的实施细则和操作规程有着不同的理解和把握，造成目前对公立医院领导干部经济责任审计评价的方法和体系不够科学全面、客观合理。审计人员在进行审计评价时只能以审计中发现的问题为基础，其审计评价的表述方式也多是就事论事，难以从更高的整体角度上综合把握和评价公立医院领导干部经济责任的落实情况。这也就不利于在不同的有可比性的被审计对象之间做出同标准的评价分析，从而影响后续审计结果的应用，也使得审计工作的价值未能得到充分发挥。此外，即使是对于审计中发现的问题，由于不同的审计人员对准则的理解和把握上的差异，对公立医院领导干部的经济责任的界定和评价也比较模糊。

审计评价是经济责任审计的关键环节，它不同于审计取证，属于审计分析方法。主要集中于审计取证结束以后独立使用，通过对已获取的审计证据的综合分析来评价被审计对象经济责任的履行情况。经济责任审计评价方法的科学性、合理性直接影响经济责任审计的审计质量。

因此，构建一套科学合理、客观公正、规范统一的适用于公立医院领导干部经济责任审计的评价指标体系，是联系政策法规与审计实践的一个重要桥梁，也是明确审计评价标准的重要标杆。对提高公立医院经济责任审计评价的客观性和科学性，丰富公立医院经济责任审计研究理论，指导审计实务具有重要意义。

1.2 研究意义

1.2.1 理论意义

对于经济责任审计的理论建设，我国一向极为重视，制定并颁布了一系列相关的法律法规。按照我国干部管理的权限要求，关于对公立医院领导干部经济责任进行审计的原则与要求，2016 年 2 月在由中国内部审计协会颁布的《第 2205 号内部审计具体准则——经济责任审计》中，得到了详细阐述，相当于为公立医院领导的经济责任审计工作奠定了理论基础。之后，2019 年 7 月由中共中央办公厅和国务院办公厅颁布并实施的《党政主要领导干部和国有企事业主要领导人员经济责任审计规定》，则对内审机构的法定职责加以明确，也相当于从法律意义上，进一步提高了对于公立医院内部经济责任审计工作的要求。围绕公立医院内部经济责任审计所展开的研究，将在全面并系统地阐释这一课题的基础上，使内部审计和经济责任审计的理论得到丰富与发展，也为开展公立医院领导干部经济责任审计工作提供了更为强健的理论支持。

1.2.2 现实意义

（1）有利于加强对医院领导干部的监督，促进其廉政勤政

按照中央组织部和原国家卫计委颁发的《公立医院领导人员管理暂行办法》规定，贯彻全面从严治党要求，完善公立医院领导班子和领导人员特别是主要负责人监督约束机制，构建严密有效的监督体系，充分发挥党内监督、民主监督、法律监督、审计监督和舆论监督等作用，督促引导领导人员认真履职尽责，依法依规办事，保持清正廉洁。

（2）有利于促进医院维持正常的经济秩序

根据国务院办公厅颁发的《关于公立医院改革试点的指导意见》，对医院监管机制实施改革时要强化对其功能定位和发展规划的监管，严格控制其建设规模及标准与贷款行为，不断加强对大型医疗器械及医用设备的配置管理。要求建立健全医院相关的财务分析及相关的财务报告制度，不断强化对医院的财务监管，建立健全医院财务审计及医院经济责任审计制度。因此，构建医院经济责任审计评价体系，对于医院维持正常的经济秩序具有重要的作用。此外，通过加强对医院领导干部及管理阶层在任职期间的经济责任审计，有助于正确评价医院领导干部及管理阶层在医院财务管理方面的功过，还能为相关领导及组织部门考核评价医院领导干部提供依据。

（3）有利于保障医院功能得到正常有效的发挥

医院的主要功能是确保基本医疗，确保各项医疗任务和社会任务的完成。医院的领导干部与管理阶层作为其功能发挥的指挥者，既要确保医院的正常运转，又要确保医院的功能在合法、无损患者利益的前提下得到充分的发挥。所以，对医院实行经济责任审计，构建医院经济责任审计评价体系，有助于对医院领导干部及管理阶层的权力进行有效监督和约束，同时，也有助于保障医院功能得到正常有效的发挥。

（4）有利于降低审计部门的审计风险成本

科学的经济责任审计评价体系，可以使审计人员根据审计具体情况和内容，科学制定审计方案，确定审计措施，在审计过程中运用相对应的审计分类评价标准和评价指标，并据此具体实施审计。审计过程中能够对不同项目不同审计人员的操作程序，予以统一规范，将使审计过程更规范，审计的结论更可靠，审计风险成本更低廉，避免了审计部门承担法律责任的风险，减少由此在成本、声誉、时间等方面可能会产生的损失。

（5）有利于提高审计质量

公立医院领导干部经济责任审计评价体系一旦建立，审计评价的尺度将进一步统一规范，可以适用于公立医院广泛的标准，能减少审计人员在审计过程中判断时偏主观考虑，避免盲目审计，又能使被审计领导干部履职情况和政绩的优劣站在同一起跑线比赛，比赛成绩将会以数据的形式，结合定性评价标准一起呈现，孰优孰劣，是否勤政廉政一目了然，从而更加科学反映被审计领导干部履行任期经济责任、政绩优劣、勤政廉政等情况的差异，这有利于量化干部考核，提高审计质量，促进审计成果转化。

1.3 研究思路与研究方法

1.3.1 研究思路

本书从经济责任审计产生的背景和当前公立医院现实中出现的问题出发，阐述理论意义和实际意义来探讨研究此课题的必要性。分析总结国内外学者及相关政策的研究综述，提出自己的认识。经济责任审计评价能否正确运行是审计的关键，评价不能正确进行或者落实不到位，审计就会成为一种形式。目前，我国未出台一套公立医院经济责任评价体系，审计评价存在主观性，审计风险很大。因此，本书的重点是运用经济责任审计的理论，结合层次分析法，建立适用于公立医院的经济责任审计评价指标体系。通过对公立医院进行经济责任审计实务案例资料分析，运用已建立的经济责任审计评价体系来评价某综合医院领导干部任期的成果。并针对审计评价以及审计过程发现问题提出改进建议。

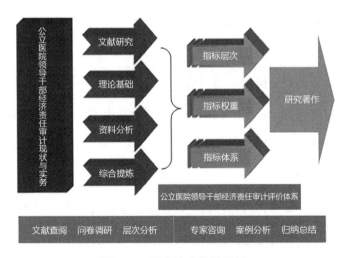

图 1-1 研究技术线路设计

1.3.2 研究方法

主要采用的研究方法有文献研究法、问卷调查法、电话调研访谈法、专家咨询法、层次分析法、案例分析法。

（1）文献研究法

通过各类文献数据库资源，对国外公立医院绩效审计和国内公立医院领导干部经济责任审计的相关文献进行查阅，了解国内外已有的研究理论以及实际的应用结果。整理比较和分析已有的评价方法和评价指标体系，借鉴原有的研究思路与分析方法，形成一个系统的公立医院领导干部经济责任审计评价体系。

（2）问卷调查法

通过设计符合研究内容的调查问卷，向审计调研单位以及其他相关单位和部门领导干部、专家、相关人员发放，调查各方对公立医院领导干部经济责任审计评价体系现状的态度，以及征求改进的意见与建议。运用回收的问卷数据、信息进行研究分析。

（3）电话调研访谈法

受新冠肺炎疫情影响，通过对选定几家公立医院的电话调研，并选定专人访谈，获取审计资料。在调查、谈话过程中，理论结合实际进行针对性询问，为案例分析打下基础。

（4）专家咨询法

通过专家咨询法，对初步确定的评价指标进行取舍。大量参考专家特别是相关领域专家的意见，并结合咨询结果，对相关的指标进行修改、合并、删除。通过此方法，使本文确定的评价指标体系更加可靠、更有针对性。

（5）层次分析法

运用定性和定量分析法，归纳审计评价内容，逐级划分评价体系层次，确定每个层次的指标，再结合专家咨询法计算各级评价指标的权重。本书主要采用层析分析法来分配各项指标的权重，以求更加准确合理。

（6）案例分析法

通过对某公立医院经济责任审计实务案例的有关分析，借助构建的指标评价体系，有针对性地划分责任类型，并进行打分，在此基础上综合得出最终评价结果，并衡量评价指标体系的实用性。

1.4 相关概念界定和创新点

1.4.1 相关概念界定

（1）公立医院

"公立"是指为了多数人而由国家政府来设立，"医院"是提供医疗服务的机构或场所，"公立医院"是指由国家政府为了满足公众的基本医疗服务需求而建立的医疗服务机构。

公立医院的定义在不同国家有不同的界定，如美国的公立医院是指由联邦政府各州政府出资设立并所有，接受政府财政拨款的医院，公立医院属非营利性质，只按服务水平收费，也常有不少帮助医学研究生教育来换取不收费的医疗项目，医院的全部收入用于医院的生存和发展；1948年英国将全国医院收归国有后，由政府对公立医院实行计划管理，医院按人头、

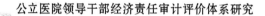

床位拨款，医务人员领取政府支付的固定工资；日本的公立医院有国家办的，有地方政府办的，还有行业部门设立的。

我国公立医院是由政府出资设立，纳入财政预算管理，且不以营利为目的，向公民提供基本的医疗服务，政府对此承担无限清偿责任的医院。公立医院分三个等级，一级是社区医院，二级是县（区）级医院，三级是市级医院。

一般认为，我国公立医院具有的特征是：①事业单位性质；②以公益为目的；③政府出资举办并承担无限的清偿责任；④为公民提供基本的医疗服务。

公立医院是我国医疗服务体系中的主体，具有公益性目的，为人民群众提供基本的医疗服务。因此本书研究的公立医院就是依据《事业单位登记管理暂行条例》等法律依法成立的事业单位；有自己的名称、机构和经营场所；由国家相关部门作为出资人并承担无限清偿责任；具有公益性并以满足人民群众的基本医疗服务为经营导向的医疗机构。

（2）公立医院领导干部责任

公立医院领导干部全面负责医疗、教学、科研、行政管理工作，同时是医院依法执业和医疗质量安全方面的责任人。

①在决策程序上，主要负责公立医院发展规划、"三重一大"等重大事项，以及涉及医务人员切身利益的重要问题，要经医院党组织会议研究讨论同意，保证党组织意图在决策中得到充分体现。

②落实医疗质量安全院、科两级责任制。

③建立全员参与、覆盖临床诊疗服务全过程的医疗质量管理与控制工

作制度，严格落实首诊负责、三级查房、分级护理、手术分级管理、抗菌药物分级管理、临床用血安全等医疗质量安全核心制度。

④严格执行医院感染管理制度、医疗质量内部公示制度等。加强重点科室、重点区域、重点环节、重点技术的质量安全管理，推进合理检查、用药和治疗。

⑤其他法律法规规定其需要负责的相关内容。

1.4.2　主要创新

本书可能的创新点在于：在建立公立医院经济责任审计评价指标时，要根据被审计单位的自身情况建立指标。为解决法规文件分散、存在立法空白和无统一权威标准问题，构建系统的公立医院领导干部经济责任审计评价体系，根据审计实务，及其长期研究，制定了有行业针对性的《公立医院领导干部经济责任审计实施细则（试行）》（详见附录二）。另外，按照我国医疗机构类别的划分，公立医院有：综合医院、中医医院、中西医结合医院、民族医院、专科医院、康复医院、妇幼保健院，还有一二三级之差，甲乙丙之等，所以要根据医院发展自身选取建立评价指标。为此本书为适应新医改要求，将公立医院特有的医疗统计、医院管理、绩效考核指标作为选取评价指标。在审计实务中，把符合上级要求、实现审计目标及医院具体情况，按照实事求是、解决审计问题为原则选取评价指标。

1.4.3 不足之处

本书是在借鉴国内外专家学者的研究理论和成果的基础上，构建一套适应于公立医院的经济责任审计评价体系。通过对医院的经济责任审计的案例，构建经济责任审计评价体系，评价领导人履行责任情况，并对发现在审计过程中实际存在问题提出改进意见。由于作者自身的理论知识仍然存在着极大的不足，需要进一步地学习与丰富，导致本书在理论及实践分析操作上具有相当的局限性。

在构建公立医院经济责任审计评价指标体系的时候，由于是按照已有的案例分析相关数据，使得获取可操作性的方法有限，研究评价体系还存在诸多的缺陷。为此只求抛砖引玉，延续公立医院经济责任审计评价体系研究的发展。

第 2 章　文献综述与理论基础

2.1　文献综述

2.1.1　国外相关研究

经济责任审计及其评价指标体系产生于我国特殊的背景之下，目前国外并没有相关方面的研究，只有类似绩效责任审计的研究。

亚瑟（Arthur，1948）发表《经营审计》，书中最早提出了绩效审计一词，"绩效审计"一词的提出，引起了众多学者的广泛关注。美国审计总署（1972）出台《政府审计准则》。该准则的出台，使得绩效审计也纳入法定范畴，《准则》中的绩效审计指"3E"审计，即对经济性（Economy）、效果性（Effectiveness）、效率性（Efficiency）开展的审计。

第十二届国际最高审计机构组织（1986）提出了"绩效审计涉及对相关部门管理经济、效率和效益的评价"。之后，由于经济社会的发展，以及受托经济责任的内容不断变化，新形势下的审计形式也在不断地形成和完善，绩效审计中又增加了环保责任、社会责任的具体内容。因此，国外传统的"3E"审计由此迈向了"5E"审计时代，即在"3E"基础上增加了公平性（Equity）与环境性（Environment）的评价内容。

曼森（Mayson，1985）创造性地构建了一套非营利性质的指标框架，主要将有相关性的决策九个指标与政策决策过程相联系，以此确定指标的内容。

卡普兰（Kaplan，1992）与诺顿（Norton，1996）共同提出了基于BSC的非营利组织的一套绩效评价体系。这一体系以战略作为突破口，从财务、顾客、内部业务流程、学习成长这四个维度出发设置相应的评价指标。它的独特之处就是将组织的各个方面都与战略联系。

沃尔夫塔（Wolfeta，1995）认为，非营利组织绩效指标应该为输入、过程、输出这三个方面。其中输入指标主要反映非营利组织的各项实力。输出指标评价的是非营利组织的管理能力。

西奥多（Theodore，2005）创建了建立在业绩评价基础之上的非营利组织绩效评价体系。该体系创建了效率、成本、资源、生产能力情况以及顾客满意情况等指标，这样一来，使得非营利组织绩效评价体系日趋完善和成熟。

美国审计总署（2007）对《政府审计准则》进行了再一次修改，准则提出绩效审计是指对照设定标准，通过收集证据来保证评级的有效性。管理层通过使用绩效审计结果来改善和完善项目的运作，包括节约成本、财务修正等手段。

拉乌姆（Raaum B.R，2007）与摩根（Morgan L. S，2007）对英国高等教育进行了绩效评价指标体系的设计，分别用学生满意程度、就业率等作为指标。

劳伦斯·E·林恩和罗比·沃特斯·罗比丘（Laurence E.Lynn & Robbie Waters Robichau，2013）重新诠释了先前研究中已有的评价指标，并构建了一个多层次的政府绩效审计大体框架。

克莉丝汀·雷希伯恩·吉内鲁德（Kristin Reichborn-Kj ennerud，2013）认为绩效审计对公务员有影响，但影响取决于绩效审计如何发挥作用。他在 2014 年以挪威国家审计制度为例，通过四个案例分析说明。

卡罗莱纳·蓬托内斯·罗莎和罗萨里奥·佩雷兹·莫若特（Carolina Pontones Rosa & Rosario Perez Morote Malcolm J.Prowle，2014）建立一套绩效审计指标体系为西班牙地方政府部门绩效审计提供指导，他认为绩效审计是提高政府绩效的关键手段。

World Development Indicators（2014）中关于政府绩效方面的指标有十大类，分别为卫生类、教育类、公共基础设施类、环保类、社会保障、公共财政类、公共治理类、信息化指标类、科技类、社会类。

综合起来看，在国外，公立医院属于非营利组织，其绩效评价主要用于分析组织内部的经营管理效率，完善对公立医院的绩效评价机制，提升绩效审计水平对于提高公共医疗服务质量显得尤为重要，因此，如何客观准确衡量公立医院的综合绩效水平一直是国外非营利组织绩效审计评价领域的重要课题。在绩效审计评价的研究方面，英国、美国、澳大利亚、日本、新加坡等发达国家硕果颇丰。

英国实行的是国家医疗服务体系，利用国家税收，由中央财政出资设立公立医院，采取预付总额预算制度，以解决实际医疗成本增长过快的问题，目的是为了保障公共医疗服务的公平性。但相应的英国公立医院比较缺乏提高运营效率的动机，以至于患者排队等待时间长等"看病难"问题一直存在。基于上述问题，英国对于医院的绩效评价建立了以平衡计分卡理念为导向的国家医疗服务体系绩效评价框架（National Health Service Performance Assessment Framework）和绩效星级评审（National Health Service Performance Rating），对公立医院的服务效率和医疗服务质量两大方面进行评价：前者依据绩效框架中的指标体系和指标评价结果可分为三种类型：完成（performing）、待定（performance under review）与不佳表现（underperforming）；后者运用21个绩效评价指标采取星级评审方式，根据评价结果的优劣将公立医院绩效评为三星、二星、一星与零星四个等级。

美国的医疗系统属于市场化的医疗体系，私立医疗机构占据主导地位，而公立医疗机构的数量相对较少。基于市场竞争机制的压力和公共医疗保险的制约，美国对医疗机构已建立了比较成熟的绩效评价制度，评价主体主要是医疗行业内权威的绩效评价机构，绝大多数医院为提高自身竞争力都自愿要求其绩效评价。评价指标一般更侧重于对医院的财务、运营和临床服务质量三类管理要素而非技术和设备要素进行绩效评估，在绩效评价方法上采用了360度绩效考核法、目标管理法和平衡计分卡等方法。

由于筹资方式的多元化，在澳大利亚的医疗卫生服务体系中，不同所有权的医疗机构分别对应不同的监管体系。目前澳大利亚政府和国家卫生系统绩效委员会（NHPC）已经实施了三种评价卫生系统绩效的国家层面的框架，包括国家医疗绩效框架、国家医疗卫生协议和政府服务提供审查，这三种评价体系分别侧重对医院的健康状况及其影响因素、医疗服务质量和安全性及运行效率做出评价。

日本的医师会和厚生省先后成立了医院质量评审研究会和第三方评审组织，通过全面完整的评价体系对医院的各方面绩效进行评价，内容包括医院经营宗旨的完成度、医院的组织结构、医院经营管理的合理性、医护服务质量、医院服务区域内患者医疗需求的满足程度等。

在新加坡的双重卫生服务体系中，公立和私立的医疗机构可以说是平分秋色，对于医院的绩效评价覆盖医疗服务的安全性、质量水平、运营效率和收费水平四个方面。

综上所述，我们可以发现，目前发达国家的医院绩效评价体系在评价方法上较多采用了平衡计分卡的分析框架和理念，从财务、客户、组织流程和学习与成长这四个维度进行考虑；在评价内容和指标选取上主要从经济性、效率性、效果性、环境性和公平性即"绩效审计 5E 理论"进行设置，评价医院在某一期间内投入一定的人力、财力、物力等资源相应产出的医疗服务的质量和水平。

2.1.2　国内相关研究

由于我国针对公立医院负责人开展的经济责任审计较晚，相关的研究较少，因此本书在对指标体系研究现状进行分析时加入了国有企业、事业单位负责人、政府行政领导干部的经济责任审计相关的文献。

从 20 世纪 80 年代的厂长离任审计开始，经过 40 余年的发展，国内经济责任审计已开始逐渐扩大到各个领域。随着经济形势的不断变化，诸多学者对经济责任审计评价的内容和指标的研究也在不断地完善和深化，对各行业内部统一评价指标的形成和推广应用具有指导意义。

徐森英（1987）指出对厂长（经理）进行的经济责任审计主要内容分为两种，即定性和定量，包括：目标是否完成，企业的损益是否真实、合法，财政收支是否按照党的政策和法律法规执行，是否认真落实、贯彻财经政策法规，是否在政治上和中央一致。

廖常宁（1993）认为离任经济责任审计一般包含财务、经济效益、承包经营、内控制度和财经法规等审计，是一种综合性质的审计。

袁家芳（1996）为了对校办领导干部进行业绩和经营成果进行客观评价，提出了五个具体的指标：资本保值增值率、资产负债率、总资产报酬率、教育贡献率、销售利润率。

周永强（1998）认为离任经济责任审计的具体内容应包括：国有资产的管理使用及其保值情况、财务收支的合规合法性、经济活动的效益性、内控制度及各项管理制度的健全有效性、财产物资和债权债务的真实性、会计报表的鉴证等。

陆东辉（2002）将"财务效益、偿债能力、资产营运状况、对国家贡献"这几个指标进行量化，并以此进行经济责任审计评价。

武敬伟（2005）选择了医院发展中的几个具有代表性的方面，设置了一系列的新型指标，运用这些新的指标可以净化医院信息环境，提高审计的公正性与全面性。

钱芳（2006）将财务会计管理方面、任职期间各项经营目标的完成情况、经营管理方面和纪律遵守方面作为党政领导干部和相关负责人的经济责任审计内容。

罗艳芬（2012）从乡（镇）实际情况出发，结合现有的理论基础，创新地构建了一套新的、针对乡（镇）长的评价内容，具体为"经济决策责任""经济管理责任""经济发展责任""经济政策执行责任""廉洁从政责任"等。此外，研究中还强调基于受托经济责任，"社会、环保、可持续发展等责任"也可以加入评价内容中。

刘涛（2012）为 M 事业单位建立了一套能够满足其发展要求的经济责任审计评价指标体系，在指标设计时创造性地将指标分为基本评价指标与特殊评价指标，两种指标相互配合在对该事业单位负责人进行评价时更加全面、细致。

谷沉铮（2012）在经济责任审计评价指标设置时，将传统的绩效审计相互结合。从而构建的评价指标体系不仅包含传统的诸如"财务效益状况、资产营运能力、偿债能力"等评价内容，还创造性地加入了对该企业"经济效益状况的考察，对经营目标完成情况、投资回收期、投资回报率、资金使用效率等新指标的评价考核"，使经济责任审计不止关注该企业在业绩发展上的提高，还对其效益和可持续性方面加以重视，防止过分重视短期利益带来的国有资产损失。

高小佳（2012）分析了目前医院领导干部的经济责任审计关注重点，并在对审计评价的标准、经济责任的具体界定、审计结果的转化及利用方面提出建设性的意见。

刘立善（2013）指出经济责任审计涉及"收入支出、资产管理业务、内部控制、领导遵守财经纪律和廉洁自律情况、重大决策、民生政策的落实情况"，范围较广。

马健（2013）从乡政府目前的实际情况出发，归纳得出五个具体的评价内容，分别为经济责任目标完成情况、财政收支情况、内部控制情况、国有资产管理和重要资产管理状况、个人廉洁自律情况。

程海艳（2013）从国内外经济效益审计及高校审计经验出发对我国高校负责人经济责任审计评价指标进行研究，改变传统的视角，将综合指标和部门指标分别列示作为综合评价指标，实现对该学校负责人的经济责任履行情况的全面、细致、客观的评价，突破了传统的审计理论与评价内容。

蔡秀芳（2013）对目前医院经济责任审计过程中出现的问题进行分析，提出了相应的针对医疗机构负责人的具体评价内容。

王俊、王攀（2013）从财务维度、内部业务流程维度、客户维度、学习与成长维度、安全与社会责任维度这五个维度来建立评价指标体系对相关责任人进行经济责任审计评价。

韩晓雪、刘凌云（2014）认为只有建立定量与定性相互结合的考核体系，才能实现对领导干部的全面经济责任审计评价。

万奕琳（2014）结合某市区文化广播影视管理局的实际情况，制定了有针对性的评价指标体系，具体指标有，"决策责任""管理责任""政策执行责任""廉洁从政责任""经济发展责任"。

于显池、于凤霞（2014）对目前医院经济责任审计过程中存在的不足进行了剖析，对评价指标进行了完善，充实了评价指标体系，提出了下一步全面评价医院负责人经济责任履行情况的建议。

吴亭儒（2015）总结与综述了高校领导干部经济责任审计的有关理论，结合某高校情况，为该校负责人设计了一套经济责任审计评价指标体系，其包含评价内容有：重大经济决策审计，预算执行情况审计，内部控制审计，收支及资产管理状况审计，个人廉洁从政审计。

钟英姿（2015）通过实证研究，设计了一套适合我国公立医院负责人的经济责任审计指标，根据传统评价指标设置时加入了"社会贡献度、医疗行业统计指标"等评价内容，扩充了目前传统的评价内容。陈萍（2015）提出促进医院经济责任审计的诸多措施，完善了相关的评价内容。

李晓红、王乐、姜小明（2015）在阐述医院领导干部经济责任审计定义后，针对如何创建公立医院领导干部的经济责任审计评价体系进行了探究，结合理论，联系实际，提出了八项具体的评价指标。

2.1.3　国内经济责任审计评价指标体系研究现状

刘慧斌和任宏伟（2003）从统计学的角度，认为用经济决策指标、制度执行指标、物资管理指标、事业保障成果指标、经费管理指标以及个人廉洁自律指标来量化经济责任审计评价，设计了定性和定量指标相结合的军队领导干部经济责任审计评价指标体系。

陈孝新（2004）对四种典型的综合评分方法进行了实证分析，得出客观赋权综合评价法优于主观赋权综合评价法。

王晓慧（2006）提出，为反映经济社会均衡发展的审计理念，应结合经济责任、运营管理责任、租售法律法规责任以及社会责任四大领域设计国有企业领导干部经济责任审计评价体系。

贾品、李晓斌、王金秀（2008）通过对层次分析法、TOPSIS法、模糊评价法等几种评价方法的基本理念进行具体举例分析比较，使得各种方法的优缺点和适用性更加明确，为下一步学者的利用提供了参考。

毛晓文（2008）对医院的评价内容和相应的评价指标进行了扩充和完善，提出建立了更加全面的、细致的评价指标体系。

唐月红、薛茜（2008）设计了一套更加全面、更加科学、更加适用的公立大型综合医院的平衡计分卡绩效评价指标体系，并结合采用Delphi法（专家咨询法）和AHP法（层次分析法），建立指标体系并确定各级指标权重，最后采用加权综合指数法对该地区的三所医院进行了综合审计评价。

王学龙、郭江波、汪旭（2010）借鉴了平衡计分卡（BSC）能够在企业绩效评价中将财务指标与非财务、长期与短期、外部和内部、结果和过程、管理业绩和经营业绩等多方面进行平衡的优势，构建了一套基于平衡计分卡的国有企业领导者经济责任评价指标体系。对进一步加强国有企业高管的经济责任审计起到了良好的促进作用。

魏春华与杨媛媛（2011）表示经济责任评价要以评价的范围与评价的内容为立足点，以最基本的法律法规政策履行、财务责任、内部管理情况以及重大经济决策四个维度来设计一级评价指标。

钱晓珍（2012）通过对医院目前开展的内部经济责任审计进行了分析，

并对医院的经济责任审计程序进行了阐述。

高峰（2012）就平衡计分卡在事业单位绩效评价中的运用进行了分析和研究。

汪立元（2013）尝试用传统的绩效评价"BSC"原理设计国企负责人的经济责任审计评价指标体系，采用定性和定量的方法设计具体指标。

李丛（2013）创造性地在评价指标体系建立时运用新的评价方法，设置积极的经济责任审计评价指标和相应的消极评价指标。在评价时，积极评价指标表示分值越高经济责任履行情况越好；消极指标表示，分值越高经济责任履行情况越差。

刘冬梅（2013）利用 BSC 与 TOPSIS 结合的方法构建了一套关于乡（镇）长任期经济责任审计评价指标体系，进一步改善了当前乡（镇）长任期经济责任审计的落后方法，提高了综合评价结果的全面性和科学性。

刘丹丹（2014）设计了省部级经济责任审计评价指标体系，包含内部控制建设和执行情况、经济社会发展情况、经济决策和经济管理执行情况、财政财务收支的合法真实及效益性情况、廉政自律建设情况 5 个准则层与 21 个指标层，以对省部级领导干部经济责任履职情况进行全方位监督与合理评价。

沈珍雁（2015）针对目前医院开展的经济责任审计特点，利用 BSC 构建了一套适合公立医院负责人的评价指标体系。

李琼（2015）在设计企业负责人经济责任审计评价指标时，先运用 SWOT 理论，分析出目前该单位的机会与威胁、自身的优劣势，从而为选取具体指标打下基础。其后，应用管理学相关的理论，分析目前针对 SY

集团公司现行的经济责任审计评价体系中存在的缺陷，利用 AHP 法构建经济责任审计评价指标体系。

房晔（2015）系统论述了国内经济责任审计评价指标体系现状后，从财务和非财务指标两个方面对行政事业单位的负责人进行经济责任审计评价体系的构建分析。

黄亚芳（2015）通过文献综述法，并结合该村负责人的具体工作职责，设置了五个评价层次，分别是财务管理、经济决策、经济政策执行、经济社会发展、廉政建设，并设计了具体指标。此后运用专家咨询法进行问卷咨询，结合运用 SPSS 软件对调查数据进行统计分析，进行指标的遴选。最后利用层次分析法构造两两对比判断矩阵，对指标进行权重赋予，从而构建了该村负责人的经济责任审计评价指标体系。

陈增美（2015）在研究的过程中借鉴了平衡计分卡的基本原理，将四项基本维度与具体评价内容进行整合，特别是运用 BSC 的优势，加入了顾客和学习与成长这两个新的维度，使得在评价中能够更加注重评价企业的长远发展。

韦小泉、王立彦（2015）提出对经济责任审计进行评价是经济责任审计工作的重要环节，而达成这一目标捷径方法之一就是设计评价指标体系，且给出构建包含地域经济与社会发展情况、重要经济决策情况、地方财政收支情况、切实履行国家或上级党委政府拟定的政策情况以及廉政勤政五个方面的评价体系，运用层次分析法与模糊综合评价法对各评价指标实施定量分析与综合评价，目的是给地方党政主要领导人员经济责任审计评价提供参考。

周文强、李莹莹、杨艺乔（2016）利用层次分析法，即 AHP 法，构建了一套关于国企事业单位负责人和党政领导干部的经济责任审计评价指标体系，并结合运用设计好的评价指标体系对该有关负责同志进行经济责任审计评价。

李延召、司艳萍（2017）提出在绿色审计与绿色会计协调发展的基础上，企业可以通过构建绿色竞争力评价体系并定期开展评价，使组织可以实时掌握自身所面临的环境问题与自身在环境保护领域的优势和劣势，为构建绿色竞争力提供依据。

2.1.4　研究综述

通过回顾总结国外相关文献，可以发现，虽然国外并没有专门针对于领导干部经济责任审计的文献研究，但是国外对于"责任"的研究却比较丰富，其中，绩效审计和社会责任审计是与经济责任审计紧密相关的两个审计类型。绩效审计的审计对象侧重于政府机关，而社会责任审计的对象既包括政府机构，也包括企业及医院等社会组织。这些关于"责任"审计的研究在某种意义上可以为公立医院领导干部经济责任审计理论研究提供借鉴和参考。由于国外研究起步较早，相对于国内的理论研究更加成熟，因此，通过回顾分析国外的研究成果，可以为国内研究提供指导。

纵观国内研究，可以看出，对于经济责任审计的基本理论研究，涵盖了经济责任审计的动因、经济责任审计的含义、经济责任审计的内容、经济责任审计的作用和意义等各个方面，研究成果比较成熟。同时，也有不少学者对经济责任审计的评价方法与评价指标体系进行广泛且深入的研究，但是现实中公立医院经济责任审计的研究不多，且不够深入，还存在着许多难点问题与不足之处，也未形成比较公认的经济责任审计评价方法与指标体系，因此在一定程度上增加了公立医院领导干部经济责任审计评价过程的盲目性，使评价结果缺乏客观性，影响了经济责任审计评价结果的利用价值。

综上所述，国内外学者在理论和实务工作上做出的研究，取得了一定的成果，为公立医院负责人经济责任审计评价指标体系的确立提供了一个参照。不难看出，目前国内外专门针对医院领导干部进行经济责任审计评价的指标体系研究较少，有些研究只做了宽泛的理论论证；进行审计评价时指标设置不统一，依据不科学，没有形成一个完整的、系统的评价指标体系；定量研究较少。

从审计评价对象来看，国外对于公立医院绩效审计评价是一种结果导向的、"事后"的、对组织运营结果的评价，简言之，国外绩效审计更多聚焦于对"事"的评价上；而我国对于公立医院领导干部的经济责任审计则是通过对"事"进行审计和评价，最终落脚于对"人"的经济责任评价上，即通过对公立医院经济事项的审计，来评价领导干部个人应承担的经济责任。因此，研究国外对公立医院绩效审计评价的研究成果在评价审计事项结果方面对我国公立医院院长的经济责任审计评价有一定的借鉴意义。

然而由"事"过渡到"人"的评价上时，显然需要考虑更多的人为因素，所以评价时需要对产生结果的过程给予更多的关注，例如重大经济决策制度、内部控制制度的制定和执行情况，更体现了"事前"和"事中"控制的思想。而在我国的制度背景下，公立医院是指主要由政府出资设立的提供公共医疗服务的机构，受到政府部门的监管，所以贯彻执行政府有关经济工作方针政策和决策部署情况也是重要的考察和评价内容，这些是我国公立医院经济责任审计所特有的。

从审计评价内容来看，国外公立医院绩效审计评价内容主要是公立医院提供专业医疗卫生服务的效率和质量；我国对于公立医院领导干部经济责任审计的评价内容主要是公立医院的行政管理和经济活动。公立医院作为我国医疗服务体系的主体，为人民提供基本医疗卫生服务、缓解人民群众看病就医困难是其基本职责和目的，其行政管理和经济活动也是为实现这一职责和目的服务的，所以将公立医院提供专业医疗卫生服务的效率和质量纳入院长经济责任审计评价内容中也是很有必要的。

当前我国关于公立医院领导干部经济责任的审计评价以及大型医院的巡察等大多停滞在财务收支真实性与合法合规性审计方面，对领导干部的责任边界、公立医院公益性、公共服务的绩效及社会效益等方面的关注较少，日常研究中提出对公立医院领导干部经济责任审计应当重点考虑合法合规性、内部控制、社会效益、经营管理以及可持续发展等维度，具有借鉴价值。

审计实务的发展使我们在公立医院经济责任审计评价原则、指标体系、评价标准与评价方等具有比较丰富的经验，但处于分散研究状态，缺乏一套完整的评价体系，包括评价模型、实例应用等，导致难以全面考察领导干部经济责任履职情况。但指标体系构建不应当是一个统一的过程，更应当充分考虑到公立医院自身的类别，而相应改变并进行同步调整，使公立医院领导干部经济责任审计评价更为准确、科学，为公立医院领导干部经济责任审计评价体系的建立抛砖引玉。

2.2　理论基础

2.2.1　受托责任理论

受托经济责任关系是经济责任审计理论的基础。受托责任指的是资源的所有者将他的资源交付给受托人（代理者）并委托其保管和使用资源，同时，通过对权利和义务之间的关系加之建立明确的规则，双方的关系由于这种受托责任的存在所以称之为受托经济责任关系。在建立、发展和解除有关受托义务的过程中，资源所有者面临的最大困难是委托人与受托人之间的代理问题。为了检查受托经济责任履行的效率和效果，确保稳定和可靠的受托经济关系，必须有一个委托者和受托者同时能够接受的考核形式和标准，而审计就是可以缓解委托者与受托者之间的信息不对称从而降低代理成本的一种有力措施。

一个企业的受托责任主要表现在对股东、债权人、客户、政府和公众等方面，在企业的一个机构或一个部门当中，基层班组的领导干部对机构或部门经理负有受托责任，而机构或部门经理对更高一层的领导干部也承担有受托责任。从国有经济来看，资产所有权属于人民，受托人是管理国有资产的法定代表人，法定代表人有责任管理好国有资产。

在我国，公立医院作为医疗行业的一个重要组成部分，在国民经济中发挥着重要的作用，而医院的领导干部作为受托方也应当承担相应的受托责任。因此，政府作为国有资产的法定代表人理应对其受托责任进行审计，督促受托方正确履行经济责任，防止舞弊等行为发生，对受托方存在的问题提早发现，尽快解决起着重要的作用，也有利于对受托方权力的约束。

2.2.2 委托代理理论

委托代理理论的主要思想是委托代理关系随着生产力的发展和规模化生产而产生的。原因之一是生产力的进一步细化分工的发展，资源的权利人因知识、能力和精力有限不能去行使各种权利；另一方面，专业化分工之后有大量的代理人拥有着先进的专业知识，他们有行使委托代理权的精力和能力。

但在委托代理关系中，由于委托人与代理人的效用函数是不一样的，主要表现在：资源的所有者讲求利益的最大化，而代理人则追求自己的工资、待遇、消费和闲暇时间的最大化，这必然导致利益冲突。在缺乏有效的制度规范的情况下，代理人的行为很可能最终损害资源所有者的利益。而随着经济社会的发展，目前社会中已经存在着太多的委托代理关系。

目前，医疗行业尤其是公立医院在国计民生中的作用日益凸显，随着医疗行业的进一步改革以及经济社会的进一步发展，公立医院的办院自主权正在不断地扩大，公立医院经营活动也日益多样化。而公立医院的领导干部正是代表政府管理国有资产的代理人，政府代表人民行使所有权，人民才是资产的所有者，医院领导人应当对国有资产的安全管理并使之保值甚至不断增值负责。为了充分监督医院领导干部的经济责任履行情况，使得政府作为委托人与医院领导人作为代理人的利益观始终保持一致，政府对医院的领导干部进行经济责任审计显得尤为重要。通过对医院领导干部开展经济责任审计，不仅可以监督医院领导干部正确履行职责，而且可以督促其向着既定的方向行使相应的权力。

2.2.3　平衡计分卡理论

卡普兰与诺顿于 1992 年提出了一项革命性的衡量企业绩效和健康水平的方法：平衡计分卡，即 BSC。该方法从最基本的财务、客户、内部流程、学习和成长四个维度来衡量企业的绩效。[①] 平衡计分卡的框架如图 2-1 所示。

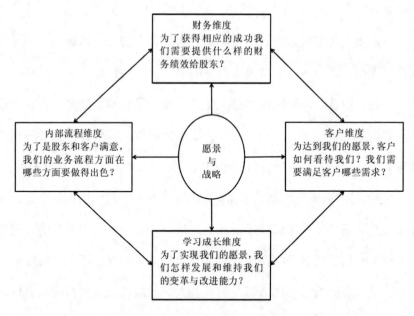

图 2-1　平衡计分卡框架模型

---

① 卡普兰，诺顿. 平衡计分卡：衡量驱动绩效指标[J]. 哈佛商业评论，1992，70（1）：71-79.

平衡计分卡是一个很大的进步，它使企业绩效评价中加入了非财务指标，特别是更具前瞻性的非财务评价指标。此外，还包括许多从利益相关者理论出发的评价指标，如员工、客户和其他相关指标，评价指标更为宽泛，评估和量化的功能也更加准确。

平衡计分卡不仅包括领先指标也包括滞后指标，既包含对过去的绩效评价指标，也包括对现在的业绩评价指标，还有未来绩效的评价指标，如学习和成长维度方面就是领先指标，而众多的财务指标是滞后指标，如利润和业务增长指数等，这些指数只注重考核过去时期的企业业绩。在一个良好的平衡计分卡之中，滞后指标数不应超过三分之一。所有这些指标融合在一起可以迫使企业管理人更好地注重平衡发展，为利益相关者提供更有效的信息。

随着绩效管理的发展，平衡计分卡不再是一种报告工具，最新的计分卡已经和知识库、内部资源等相联系。它不仅能够进行传统的业绩评价，还能告诉我们如何解决目前企业存在的问题。现在，大多数组织在引进平衡计分卡方面取得了巨大成就，基于 BSC 的绩效考核模式也渗透到各行各业。因此，平衡计分卡在未来的不断完善和推广中会创造出更多的价值。

2.2.4　公共管理理论和公共产品理论

公共管理是指发生在公共组织中，通过依法运用公共权力、向社会全体成员提供公共产品和服务来实现社会公共利益，同时接受公共监督的管理活动。

公共产品是相对于私人产品而言，指具有消费或使用上的非竞争性和受益上的非排他性的产品，即能为全体公民共同消费或享用的产品服务。如国防、公安司法等方面所具有的财物和劳务，以及义务教育、公共福利事业等，一般由政府或社会团体提供。公共产品的特点是一些人对这一产品的消费不会影响另一些人对它的消费，一些人从这一产品中受益不会影响其他人从这一产品中受益，受益对象之间不存在利益冲突，即具有非竞争性；某些人对这一产品的利用，不会排斥另一些人对它的利用，具有非排他胜。

公共产品的非排他性和非竞争性，要求公共产品：（1）生产必须有公共支出予以保证；（2）经营管理必须由非营利组织承担。公共产品可分为纯公共产品和准公共产品，纯公共品是指那些为整个社会共同消费的产品，是任何一个人对该产品的消费都不减少其他人对它进行同样消费的物品与劳务。准公共产品是兼具公共产品和私人产品属性的产品，只具备上述两个特征的一个，而另一个则表现为不充分。

公立医院本质上是一种公益事业单位，根据公共管理理论，它不仅要为社会公众提供高效优质的公共医疗服务，而且应该注重保障社会公平，实现社会公共利益。结合公共产品理论来看，我国的公立医院由作为政府部门出资举办的公益性事业单位，医疗卫生费用和支出也由政府部门进行差额拨付，其提供的公共卫生服务和基本医疗服务主要受到政府部门的主导，为全体提供医疗产品和服务。但为了平衡获益者与非获益者的负担，提高资源的使用效益，政府往往也采取类似市场产品的供应方式，即按某种价格标准向消费者收费供应。我国公立医院提供的公共医疗服务采取的是政府供给、个人付费方式，因此它是一种准公共产品，但在灾难事故突发时期，它会成为一种纯公共产品。由于准公共产品采用的是混合提供方式，其生产成本将由政府和受益的个人共同分担。对公立医院领导干部进行经济责任审计评价是政府和公众作为对其提供公共产品责任的履行情况进行监督的一种方式，监督其是否按照政府政策和公众的意愿去管理和使用好公共财政资金，提供高效优质的公共医疗产品和服务，使其发挥最大的社会效益。

2.2.5 权力制衡理论

法国思想家孟德斯鸠指出，只有在权力和权力之间互相约束，使其之间能够互相牵绊，才能够使执法人员之间不能够滥用职权。只有这样才能够平衡自检的权力，而达到法律应有的法律效应。权力制衡指的是公共政治权力无论对内还是对外，均有与之相抗衡的因素，体现在相应的社会主体当中，涵盖了组织机构、群体乃至个人。他们能够对权力主体进行适当的监管和制衡，保障权力行使过程中尽可能做到公正、廉洁、合理、合法，同时兼顾国家各部门行使其相应权力时整体的制约和平衡。这样的制衡机制可以帮助把握社会稳定有序运行的前进方向，有利于促进实现社会发展的总体目标。

该理论作用于公立医院的实际管理上，公立医院的领导者受托运营并管理国有资源，提供健康服务，职责内应当保障资源财产的不流失。国家有关的监察部门作为委托方，对公立医院的核心领导干部进行经济责任的审计，监督制衡领导者权力滥用、懒政怠政等现象，以实现对领导人员工作的监督，这是权力制衡理论实际运用中的体现。而外界介入的第三方审计机构，自始至终时刻保持审计的独立性和谨慎性是其工作中的关键，也是该理论的表现形式。因此，权力制衡理论的存在能够更好地对公立医院领导干部们进行经济责任审计。

2.2.6　国家治理理论

国家治理是指中央政府对国家事务的管理和决策，它可以分为国家治理体系和国家治理能力。国家治理体系是中央政府管理国家的政治体系，包括社会各方面和党的建设体制、法律法规制定；国家治理能力指的是国家政府根据法律、规章、制度来保障社会建设、经济发展以及国家稳定，也包括社会公众所接触的方方面面。

国家治理体系和治理能力相互影响，同时也是相互促进的关系。作为治理体系核心内容的制度，它的作用十分重要，没有优异的治理能力，再出色的制度和制度体系也难以展现力量。

经济责任审计工作在我国国家治理体系中承担了相当重要的任务，经济责任审计工作的顺利进行可以帮助政府管理、监督各地方、各行业党政领导干部，让被审计的领导干部清晰、深刻地认识到自已应该承担的经济责任，有利于领导干部更有效地领导各地方、各行业经济和事业发展，坚定为人民服务的初衷。

2.2.7　利益相关者理论

利益相关者涵盖了患者及其家属、银行和债权人、内部职工、物资供应商等，也包括政府部门、当地社区、媒体等。以上所有的相关者和医院的持续经营之间相互关联，他们或是承担医院经营风险，或是监管医院的业务运营，或是约束医院的日常决策，或是共享医院提供的盈利。所以，以此角度，公立医院是一种智力和管理专业化的政府公共服务的制度安排，医院能否持续经营下去不只依赖于领导者的决策，也取决于如何反馈各方利益相关者的需要。这一理论解释了业绩评估以及实施管理的核心，为公立医院的绩效评价夯实了理论依据。国家公立医院都属于把控国计民生和国家安全的关键领域，承担着保护国有财产物资、提高公众健康水平、保护环境、履行社会责任等各个方面的责任，因此利益相关者理论，有利于从总体上了解公立医院领导干部在任期内的管理成效，以促进其未来时期内高效且稳步地发展。

2.2.8　寻租理论

根据经济学中的定义，寻租理论这个描述特殊腐败问题的重要理论引发了所谓的权力寻租。权力寻租作为腐败加投机的实际活动的一种，也是一种非生产性的寻利活动。实际上，处于思想萌芽阶段的寻租理论是戈登·塔洛克（Gordon Tullock）在 20 世纪 60 年代末期最早提出来的，然而将近十年之后，安妮·克鲁格（Anne Krueger）才通过她的一本政治经济学著作正式提出了寻租理论的概念，这一概念也源于她研究国际贸易的保护主义政策实现机理进程中。从那时到如今的近四十年来，寻租理论越来越普及，现已广泛至行政学、政治学、社会学等，乃至经济学的各个分支。现今比较认可的说法是，政府干预所产生经济现象中的一种称为寻租，这一概念通常的影响范围是在市场经济体系下。它也成为国家公职人员所开展的非生产性活动的一种，其目的是获得暴利，其手段是凭借自身手中拥有的职务权力，以期获取高额回扣，因而其又被称为"权力设租"。综上所述，权力寻租具有很大的危害性，其可以降低产出效率，扭曲资源配置，浪费社会经济资源，导致宝贵的资源白白耗费在公共权力的争夺进程中，而原本应当使用资源的生产性活动被滞后。总而言之，根据寻租理论的认识，人们在经济干预的状态之中，其增加利润的方式常常会发生转变，不再是传统的降低成本或者是增加生产，这样做的目的就是为了获取更多的利益；与之相反，其现在所采用的方式常常是运用更多的精力去争夺政府优惠，而公职人员在这个过程中也逐渐获取了很大的收益。上述现象的发生，将会最终导致破坏市场公平交易以及竞争的准则，降低社会福利的水平，使得资源配置效益不能正常增长，严重者有可能造成政治危机。

公立医院的领导者受托运营并管理国有资源，代理政府提供健康服务，属于国家公职人员，权力寻租所导致的药价虚高、乱收费、骗取医保资金，以及过度检查、过度医疗、收受红包回扣等顽症痼疾，已招致人民群众深恶痛绝，甚至引发了舆情事件，如"南京天价鞋垫"、2017年年底央视曝光上海和湖南个别医院的个别医生收受药品回扣等，性质十分恶劣。中央纪委国家监委把整治医疗方面侵害群众利益问题纳入民生领域专项整治工作范畴，列为2019年的工作重点之一，是贯彻落实习近平总书记重要讲话精神的实际举措，就是要通过聚焦痛点难点焦点，解决群众反映强烈、长期得不到解决的问题，切实增强广大群众的获得感和幸福感，让群众感到正风肃纪反腐就在身边，厚植党的执政基础。

第3章 经济责任审计相关概念

3.1 经济责任及经济责任审计

3.1.1 经济责任

最权威的定义是，经济责任是指领导干部在任职期间，对其管辖范围内贯彻执行党和国家经济方针政策、决策部署，推动经济和社会事业发展，管理公共资金、国有资产、国有资源，防控重大经济风险等有关经济活动应当履行的职责。

3.1.2 经济责任审计的含义

经济责任审计，是指审计机构授权对本组织权限所管理的领导干部经济责任的履行情况进行监督、评价和鉴证的行为。经济责任审计是为了确定地方党政主要领导干部和企事业单位主要领导干部在任期内开展经济活动后应承担的经济责任情况所开展的审计。经济责任审计的目的是界定被审计对象任期内所开展的经济活动中应承担的责任，可以作为参考来帮助组织部门、监查部门和其他相关部门审查领导干部。

3.2　经济责任审计的动因

3.2.1　外部动因

根据上一章的受托责任理论和委托代理理论，我们知道，委托人为了确保其财产资源得到受托人最大善意的管理，需要对受托人的责任履行情况进行考核，受托人也希望通过考评活动解除受托责任关系。

限于专业知识、精力、成本等原因，委托人无法对记录受托人责任履行情况的相关财务会计等资料进行评判，而受托人出于利益最大化考虑，有可能隐瞒对自己不利的财务、非财务信息，这就造成了双方的"信息不对称"问题。所有，委托、受托双方均需要通过独立的、具备相关专业知识的第三方对受托责任的履行情况进行评价和鉴证，此时经济责任审计便应运而生。

审计人员根据公认会计准则等标准，对反映受托方经济责任履行情况的财务会计、经济业务等相关资料及所体现的履职结果进行认定、评价，公正地发表审计意见，并将审计结果及时传达至委托人，成为委托人是否信任受托人或解除其受托经济责任关系的重要依据。

审计学家戴维·费林特1988年在《审计理论导论》中提出：审计是确保这种受托责任全面有效履行的一种特殊控制机制。受托责任关系的存在是审计产生、发展的首要前提。当这种受托责任关系及作为独立监督和鉴证第三方的审计具体指向受托责任领导者个人时，领导干部经济责任审计就此产生。

社会审计与国家审计都是在两权分离的基础上产生的。社会审计的主体——注册会计师受企业资本所有者的委托，根据公认的会计标准和审计程序对企业的财务报告进行鉴证并出具审计报告。该报告用于向公司董事会、全体股东及社会公众报告公司的财务运行情况。

审计机关按照国家审计准则，根据财政预算、政府会计等相关财经法规对政府机构的预算执行及其他财政财务收支等情况进行审计，就政府公共管理行为的合法性、经济性、效率性、效果性发表审计意见，并将审计结果公布于众，使其接受社会广泛监督。

因此，外部审计是来自组织外部的经济监督，其鉴证、解除的往往是本组织整体的受托经济责任关系。故此，其经济责任审计对象一般是党政机关及其各部门、企事业单位的主要领导干部或主要领导人员。

3.2.2　内部动因

开展内部经济责任审计的动因源于外部经济责任审计，以及来自外部的其他监督检查活动。比如，国家审计机关对一个地区、部门、企事业单位主要领导干部，即最高或首要受托责任者，组织实施的经济责任审计，其目的之一就是促进被审计单位领导干部全面、有效地履行上级党委、政府赋予的各项职责，承担相应的义务和后果。这种义务和后果，不仅针对被审计主要领导干部个人的直接经济行为，也包括其受托领导、管理的所属单位、内设机构的经济行为。

这种自下而上的连带责任机制就要求被审计主要领导干部及其组织最高管理层在接受外部经济责任审计之前，需要对其自上而下委托的下一级领导者履行经济责任情况进行监督和管理。一方面督促下级认真履行职责，确保组织整体目标的实现；另一方面可有效避免因下级未能有效履行受托责任而由此承担相应的后果，此时对内部管理领导干部的经济责任审计就变得非常必要。

对于一个组织来说，由于接受了委托人的授权而管理相关资财，那么就产生了组织整体的受托经济责任目标。

随着组织规模的扩大和管理层级的增加，组织为了实现其整体受托经济责任的目标，必然将这些责任分解到各个管理层次，并赋予一定的职责和权限，从而使受托经济责任呈现层级化、递进性的特征，即形成内部分层受托经济责任关系，这就需要组织建立保证或落实这种受托责任有效履行的内部控制体系，内部审计便是其中重要的组成部分。

为此，组织需要内部审计来帮助其实现整体受托经济责任的有效履行及组织整体目标。同样，当这种分层受托责任关系及作为相对独立第三方的内部审计具体指向组织内部各层级受托责任领导者时，内部经济责任审计的产生就成为必然。

3.3　经济责任审计发展历程

我国经济责任审计是顺应时代发展的需要，经历了探索、发展推进、推动转型阶段。

3.3.1　探索阶段

1985 年 4 月黑龙江齐齐哈尔率先提出实施了全民所有制企业厂长（经理）离任经济责任审计。

1986 年 9 月国务院颁布《全民所有工业企业厂长工作条例》，审计机关对厂长进行离任审计。

1986 年 12 月 31 日，审计署发布《关于开展厂长离任经济责任审计工作几个问题的通知》对厂长离任经济责任审计，由各级审计机关负责组织实施；此项审计任务重的地方，审计机关也可根据实际情况，委托企业主管部门内审机构负责审计，审计结果要报告委托的审计机关；必要时审计机关可进行抽查或复审。

1988 年 7 月，审计署发布《关于全民所有制工业企业承包经营责任审计的若干规定》，各级审计机关按照承包经营单位的财政、财务隶属关系及审计分工，分层次进行审计。审计机关可以委托或者组织内审机构和社会审计组织进行审计。

1995 年，山东省菏泽地区在全区实行党政领导干部离任审计制度。

1997 年 10 月，中纪委调查组专程到菏泽实地考察，对经济责任审计给予充分肯定和高度评价。之后，中纪委、中组部、监察部、人事部、审计署联合下发通知，印发《关于菏泽地区实行领导干部离任审计制度的调查报告》，向全国推广菏泽经验。

1998 年 6 月 12 日，国务院在其发布的《审计署职能配置、内设机构和人员编制规定》中，将组织对党政领导干部的任期经济责任审计作为审计署的一项新增职能明确规定下来。由此党政主要领导干部经济责任审计正式拉开序幕。

1999 年 5 月，中共中央办公厅、国务院办公厅印发关于经济责任审计的两个暂行规定，即《中共中央办公厅、国务院办公厅关于印发〈县级以下党政领导干部任期经济责任审计暂行规定〉和〈国有企业及国有控股企业领导人员任期经济责任审计暂行规定〉的通知》（中办发〔1999〕20 号），标志着县级以下党政领导、国有及国有控股企业领导干部任期经济责任审计全面推开。

3.3.2 发展推进阶段

2001 年，中央五部委印发《关于进一步做好经济责任审计工作的意见》（审办发〔2001〕7 号），全面推行党政领导干部任期经济责任审计制度，深入开展国有及国有控股企业领导人员任期经济责任审计，认真抓好部门（单位）管理的领导干部的任期经济责任审计工作；各部门（单位）要按照中办、国办文件精神，积极开展对本部门（单位）管理的领导干部的任期经济责任审计工作。已经开展审计的部门（单位），要认真总结经验，进一步完善制度，不断扩大审计面，提高审计工作质量；目前尚未开展审计的，要组织力量，积极试点，逐步推开。

2007 年，中央五部委经济责任审计工作联席会议办公室印发了《关于进一步加强内部管理领导干部经济责任审计工作指导意见》（经审办字〔2007〕2 号），目的是促进经济责任审计全面、健康、协调发展。内部管理干部经济责任审计是经济责任审计重要组成部分，与审计机关共同努力，不断促进干部监督体系的完善；加强内管干部经济责任审计不仅是内部监督管理的需要，更是党中央、国务院赋予各部门单位的重要任务。

2004 年国资委发布《央企经济责任审计管理暂行办法》中明确审计对象是：企业负责人是指企业主要负责人，即法定代表人；主要业务部门负责人的任期或定期经济责任审计制度。

2006 年国资委发布《中央企业经济责任审计实施细则》，具体指导央企主要负责人经济责任审计工作。

3.3.3　推动转型阶段

2010 年 10 月，中共中央办公厅、国务院办公厅颁布了《党政主要领导干部和国有企业领导人员经济责任审计规定》，标志着经济责任审计作为一项具有我国特色的经济权力监督制度逐步建立并推广开来。

2011 年中内协发布《内审实务指南第 5 号——企业内部经济责任审计指南》指出，审计对象为企业下属全资或控股企业的法定代表人（包括主持工作一年以上副职领导干部）等，并扩大到企业主要业务部门的负责人。

2014 年 7 月，国家七部委局联合印发实施《党政主要领导干部和国有企业领导人员经济责任审计规定实施细则》，为经济责任审计执行过程中出现的新问题，特别是对部分条款的理解不统一、操作不规范等问题进行了补充。

2016 年 1 月中内协发布《第 2205 号内审具体准则——经济责任审计》，把独立核算单位及下属非独立核算但负经济管理职责主要领导人员，下属全资或控股企业以及对经营效益产生重大影响或掌握重要资产的部门和机

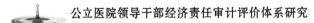

构的主要领导人员等纳入其中。

至此，从经济责任审计对象来看，审计机关向上扩围：经过了范围逐步扩大、级别不断提高的过程；内审向下深入拓展重要业务管理岗位：由单位主要负责人向关键岗位人员、主要业务部门负责人纵深发展。属于国家审计监督对象的领导干部基本已实现了任中轮审，离任必审。

这一系列政策规定的出台有效促进了我国的经济责任审计工作的发展，并逐步实现经济责任审计向全覆盖转型。

2019年7月7日中共中央办公厅、国务院办公厅印发《党政主要领导干部和国有企事业单位主要领导人员经济责任审计规定》。

3.4 经济责任审计的新变化

自2019年7月7日发布实施的中共中央办公厅、国务院办公厅印发《党政主要领导干部和国有企事业单位主要领导人员经济责任审计规定》（以下简称新规定）开始，经济责任审计带来了全新变化。

3.4.1 确保党中央令行禁止

新规定第一条明确，为了坚持和加强党对审计工作的集中统一领导，强化对党政主要领导干部和国有企事业单位主要领导人员（以下统称领导干部）的管理监督，促进领导干部履职尽责、担当作为，确保党中央令行禁止，根据《中华人民共和国审计法》和有关党内法规，制定本规定。

"确保党中央令行禁止"既体现在"经济责任"的定义上，新规定将"经济责任"明确为，是指领导干部在任职期间，对其管辖范围内贯彻执行党和国家经济方针政策、决策部署，推动经济和社会事业发展，管理公共资金、国有资产、国有资源，防控重大经济风险等有关经济活动应当履行的职责；也体现在审计的内容方面：如在"地方各级党委和政府主要领导干部经济责任审计的内容""党政工作部门、纪检监察机关、法院、检察院、事业单位和人民团体等单位主要领导干部经济责任审计的内容"，以及"国有企业主要领导人员经济责任审计的内容"，新规定均将"贯彻执行党和国家经济方针政策、决策部署情况"列为内容的第一项。

同时，在审计的内容方面，"在经济活动中落实有关党风廉政建设责任和遵守廉洁从业规定情况""以往审计发现问题的整改情况"也是新增规定。

3.4.2　确定经济责任审计的指导原则

经济责任审计工作以马克思列宁主义、毛泽东思想、邓小平理论、"三个代表"重要思想、科学发展观、习近平新时代中国特色社会主义思想为指导，增强"四个意识"、坚定"四个自信"、做到"两个维护"，认真落实党中央、国务院决策部署，紧紧围绕统筹推进"五位一体"总体布局和协调推进"四个全面"战略布局，贯彻新发展理念，聚焦经济责任，客观评价，揭示问题，促进经济高质量发展，促进全面深化改革，促进权力规范运行，促进反腐倡廉，推进国家治理体系和治理能力现代化。

在规定名称方面，由原来的"党政主要领导干部和国有企业领导人员"变更为"党政主要领导干部和国有企事业单位主要领导人员"，把科教文卫等事业单位领导干部纳入其中。

3.4.3　规范经济责任审计对象

在审计对象方面，纪检监察机关也被纳入进去。

新规定明确，领导干部经济责任审计对象包括：地方各级党委、政府、纪检监察机关、法院、检察院的正职领导干部或者主持工作1年以上的副职领导干部；中央和地方各级党政工作部门、事业单位和人民团体等单位的正职领导干部或者主持工作1年以上的副职领导干部；国有和国有资本占控股地位或者主导地位的企业（含金融机构，以下统称国有企业）的法定代表人或者不担任法定代表人但实际行使相应职权的主要领导人员；上级领导干部兼任下级单位正职领导职务且不实际履行经济责任时，实际分管日常工作的副职领导干部；党中央和县级以上地方党委要求进行经济责任审计的其他主要领导干部。

3.4.4　明确经济责任审计期间

领导干部履行经济责任的情况，应当依规依法接受审计监督。经济责任审计可以在领导干部任职期间进行，也可以在领导干部离任后进行，以任职期间审计为主。

3.4.5　审计机构主要负责人的经济责任审计新办法

新规定明确，审计署审计长的经济责任审计，按照中央审计委员会的决定组织实施。地方审计机关主要领导干部的经济责任审计，由地方党委与上一级审计机关协商后，由上一级审计机关组织实施。

3.4.6　经济责任审计新领导方式

2018 年 3 月 21 日中共中央印发《深化党和国家机构改革方案》中明确，为加强党中央对审计工作的领导，构建集中统一、全面覆盖、权威高效的审计监督体系，更好发挥审计监督作用，组建中央审计委员会，作为党中央决策议事协调机构。其主要职责是，研究提出并组织实施在审计领域坚持党的领导、加强党的建设方针政策，审议审计监督重大政策和改革方案，审议年度中央预算执行和其他财政支出情况审计报告，审议决策审计监督其他重大事项等。中央审计委员会办公室设在审计署。

新规定明确，审计委员会办公室、审计机关依规依法独立实施经济责任审计，任何组织和个人不得拒绝、阻碍、干涉，不得打击报复审计人员。对有意设置障碍、推诿拖延的，应当进行批评和通报；造成恶劣影响的，应当严肃问责追责。

3.4.7　正式确定党政同审

根据新规定，审计委员会办公室、审计机关应当根据年度经济责任审计项目计划，组成审计组并实施审计。对同一地方党委和政府主要领导干部，以及同一部门、单位 2 名以上主要领导干部的经济责任审计，可以同步组织实施，分别认定责任。

3.4.8　发现重大问题线索处理

新规定还提到，经济责任审计中发现的重大问题线索，由审计委员会办公室按照规定向审计委员会报告。应当由纪检监察机关或者有关主管部门处理的问题线索，由审计机关依规依纪依法移送处理。

被审计领导干部所在单位存在的违反国家规定的财政收支、财务收支行为，依法应当给予处理处罚的，由审计机关在法定职权范围内做出审计决定。

3.4.9 界定责任明确

新规定明确，对领导干部履行经济责任过程中存在的问题，审计委员会办公室、审计机关应当按照权责一致原则，根据领导干部职责分工，综合考虑相关问题的历史背景、决策过程、性质、后果和领导干部实际所起的作用等情况，界定其应当承担的直接责任或者领导责任。

在领导责任方面也予以了细化。

新规定提到，领导干部对履行经济责任过程中的下列行为应当承担领导责任，包括民主决策时，在多数人同意的情况下，决定、批准、组织实施重大经济事项。

领导干部对履行经济责任过程中应当承担领导责任还包括：由于决策不当或者决策失误造成公共资金、国有资产、国有资源损失浪费，生态环境破坏，公共利益损害等后果的；违反部门、单位内部管理规定造成公共资金、国有资产、国有资源损失浪费，生态环境破坏，公共利益损害等后果的。

3.5 经济责任审计的风险防范

经济责任审计是对领导干部执行国家财经法规、履行经济职责和廉洁勤政情况的审计。通过经济责任审计，为组织、人事部门对干部进行考察考核、综合评价、任用和奖惩兑现提供重要依据。其审计结果是否客观公正，不仅关系到领导干部任期经济责任和工作业绩是否真实、准确，也关系到审计工作是否落到实处。因此，对审计机关和审计人员而言，经济责任审计的责任与风险要远远大于一般项目的审计。那么，如何认识审计风险，如何采取有效的措施加以防范，是我们当前开展经济责任审计必须关注的问题。

3.5.1　经济责任审计的风险及其表现

经济责任审计风险是指审计人员在对领导干部经济责任审计过程中，所收集的会计资料不真实、不可靠、未能全面了解责任者所在单位的情况而做出了错误的估计和判断，从而导致对责任者的经济责任审计评价不准确或发表了不恰当的审计意见，引起不良后果的可能性。经济责任审计风险和其他审计风险一样，处处存在，贯穿于审计工作的全过程。在审计实践中，我们常见的风险有以下几个方面。

（1）审计准备阶段的审计风险

审计准备阶段的审计风险，主要是指审计人员在审计前未按规定的审计程序开展工作，而使被审计对象以不按法定程序进行操作为由提出异议或申请行政诉讼的可能性。主要表现在：①忽略审计通知书的时间界限；②审前不做调查，对责任者和所在单位的情况心中无数，抓不住重点，责任不明确，措施不到位。

（2）审计实施阶段的审计风险

审计实施阶段的审计风险，主要是指审计人员在审计实施过程中因专业技能、政策水平、综合素质等主观和客观原因的影响，导致审计结果产生偏差的可能性。主要表现在

①取证风险：如果审计人员所取得的审计证据不完备就不能满足客观性、相关性、充分性和合法性，就会导致审计结果偏离事实，而产生风险。②检查风险：是指审计人员由于在实质性检查的现场作业中所造成的失误使审计结果偏离事实的可能性。在进行审计抽样检查时，选取的样本量不够，使审计结果误差较大，可能会遗漏违纪违法的审计事项。

（3）出具报告阶段的审计风险

出具报告阶段的审计风险，主要是指审计人员由于所出具的审计报告对审计事项把握不全面，对责任者的经济责任评价不准确，未能按照规定征求被审计对象的意见，给审计主体带来不良影响和某种损失的可能性。

3.5.2　经济责任审计风险的防范措施

（1）建立健全的经济责任审计相关法规、制度

人的因素是第一位的，人是主要的风险源和管理单元。负有经济责任的管理人员，担任着实现组织目标的任务，承担着一定的防范风险的责任。明确管理人员的经济责任，并且对他们进行经济责任的审计，是风险管理的主要控制点。建立和完善经济责任审计的相关法规制度，规范运作，加强立法，建章立制，是防范审计风险的根本措施。建立和完善经济责任审计行政执法责任的相关法规和制度，使经济责任审计成为

一项权责对等，机制平衡的经济监督形式。其关键就在于使审计内容，操作程序，方法体系，评价结果应用以及部门协调等方面做到有法可依、有章可循，以提高并逐步完善经济责任审计实践的规范性。所以，在环境因素方面我们应做到：了解经济责任审计的重要性，明确对审计对象的经济责任范围，正确理解经济责任审计的作用，提出切合实际的审计要求，建立健全的经济责任体系。

（2）在审计内容、程序、方法等方面注意审计风险的规避，合理选择审计方案

①注重内控制度的评审，预测潜在风险。内控制度评审是审计的重要内容，而且其本身也可起到防范审计风险的作用。若内控制度不存在、不合理、不健全或执行乏力，就必须实施详细全面审计并予以提示，从而降低风险。并且内部控制制度的制定和执行与责任人的经济责任和管理能力是息息相关的，加强内控制度的评审，则奠定了对责任人评价的基础工作，可以提前预测潜在的风险。②合理确定审计重点和范围，规避风险。经济责任审计一定要限定在审计所规定的范围和内容之内。对在审计中未涉及或虽然已涉及但未获得充分证据或难以分清责任的事项，不做任何评价，规避经济责任审计的风险。③规范审计工作程序，预防风险。在经济责任审计项目实施的过程中，要严格执行审计法规和审计规范，从确定审计项目计划、编制审计方案、送达审计通知书、审计取证、审计报告、征求意见到最终审计结论等每个环节都要按法定程序和要求进行，避免审计人员执法的随意性，预防程序不当引发风险。④运用科学有效的审计方法，查账与查实有机结合，避开表面信息的干扰，减少风险。分清会计责任和审

计责任，在常规的财务审计过程中，应当关注被审计单位内部控制制度的健全和有效性，并针对其薄弱环节及时加以纠正，督促其整改，促进被审计单位不断提高管理水平，并做好审计资料的有效利用。在此基础上实施任期经济责任审计就能收到事半功倍的效果，并能够减少审计风险。⑤加强复核、征求意见、化解风险。内部审计机构要根据自身实际情况，建立健全相关的审计工作质量控制制度，在实际工作中严格遵守，规范操作，严把质量关。如制定审计工作底稿复核制度，在满足对审计工作底稿复核要求的同时，也要有利于提高审计工作质量。另外，对每个经济责任审计项目的报告，可组织有关主管进行反复讨论修改；对出具的任期经济责任审计报告，力求措辞适当、评价公正，禁得起推敲；对于审计中未涉及和证据不充分的问题不做评价、不下结论；审计报告要征求被审计单位和被审计领导人的意见，认真落实不同意见并妥善处理。这样才能提高审计工作质量，最大限度地化解、减少人为因素造成的审计风险。

（3）审计评价进一步健全相关性的审计评价指标体系

评价要客观、公正、谨慎。审计评价是经济责任审计的关键环节。审计评价应建立在查清审计事实、准确界定经济责任的基础之上，充分考虑政策、市场等主客观因素，尽可能用量化方法来进行。评价时应注意：对审计过程中未涉及的具体事项和审计证据不足的审计事项只用客观真实的方法将有关事项反映清楚，不做审计评价；对某些事项要全面辩证分析后再做评价。要严格按照经济责任审计的内容，以审计查明的事实为依据，进行客观、公正的评价，不能照搬照抄被审计对象的述职报告和工作总结。做到既不越位，也不缺位，该到位的必须到位，审计什么，评价什么。杜绝进行经济责任审计以外的多余评价,如政治坚定、作风民主、工作扎实、政绩突出等。审计就是一种监督,没有义务、没有责任进行这样的评价。另外,评价时注意区分是责任者任期前还是任期内的责任、是直接责任还是管理责任、是主观原因还是客观原因造成的经济责任、是职责范围内还是范围外的责任等,以有效地防范风险。

(4)提高审计人员的自身素质

提高审计人员素质是搞好经济责任审计的重要环节。审计人员是经济责任审计工作的具体执行者,其政治素质和业务素质的高低直接关系到经济责任审计项目质量的好坏和审计风险的大小。因此,提高审计人员的自身素质,对控制和防范经济责任审计风险、提高审计质量有着根本性的作用。第一,要在经济责任审计立法中确定经济责任审计人员必备的政治素质和业务素质,为进行经济责任审计配备高素质的审计人员;第二,加强经济责任审计人员的职业道德素质培养;第三,加强审计人员的业务培训,使其不但有较高的职业道德,还具有较高的审计业务素质,能从宏观上把握整个经济责任审计事项;第四,强化经济责任审计人员的风险意识,审计人员的风险意识和职业关注意识对审计结果有着重要的影响。总之,防范经济责任审计风险,最重要的是加强审计质量控制,严格执行审计规范,真正提高审计工作质量。其最终目的是把审计风险降到最低限度,从而提高审计结果的可信度与权威性。

3.6 经济责任审计评价

经济责任审计评价是对人事评价的重要补充,是对领导干部进行考核的重要依据。审计机构（部门）应当根据不同领导职务的职责要求，在审计查证或者认定事实的基础上，综合运用多种方法，坚持定性评价与定量评价相结合，依照有关党内法规、法律法规、政策规定、责任制考核目标等，在审计范围内，对被审计领导干部履行经济责任情况，包括公共资金、国有资产、国有资源的管理、分配和使用中个人遵守廉洁从政（从业）规定等情况，做出客观公正、实事求是的评价。审计评价应当有充分的审计证据支持，对审计中未涉及的事项不作评价。审计评价应当与审计内容相一致，一般包括被审计领导干部任职期间履行经济责任的业绩、主要问题以及应当承担的责任。

3.6.1　遵循基本原则

（1）独立性原则。经济责任审计结论关系到领导干部的工作业绩评价和人事考核，在开展审计时很可能受到利益相关方的影响。审计部门应坚持独立性原则，排除外来因素的干扰，秉公尽责，不徇私情，独立行使审计监督权；同时对他人反映的问题应持谨慎和批判的态度，依据事实和专业判断去伪存真，防止偏听偏信，影响审计的公正性。

（2）客观性原则。独立性和客观性是审计的生命线。尽管经济责任审计是对人的评价，但是在审计中也要用事实说话，以国家法律或企业法规为准绳，审计证据充分，审计评价公正。对查出的问题要证据确凿，禁得起核实，反映在审计报告上要做到件件有事实、句句有据可查，充分体现审计工作的独立和客观，审计评价要有说服力。

（3）全面性原则。要全面看待被审计领导干部的成绩和问题，既要找出问题也要肯定成绩，做到成绩写够、问题找准，经过通盘考虑工作业绩和出现的问题来进行经济责任综合评价，既不能因为个别问题否定被审计领导者的工作成绩，又不能因为做出的成绩而忽视性质严重的经济问题。

（4）联系性原则。审计人员要具有联系能力，在经济责任审计中要把对被审计领导者与当时的经济环境、政策背景、实际工作所在地域、任期长短、任前和任中的政策变化等因素联系起来，不能孤立地看待问题，既要把成绩与个人努力联系起来，又要与当时的历史条件联系起来。

（5）管理性原则。经济责任审计是为管理服务，也是为决策服务，因此也应该讲究管理的原则。审计人员在做经济责任审计前，应该与管理层、审计委托方等关联方进行充分的沟通，深刻理解单位的战略导向和管理导向。

3.6.2　做好相关结合

任期经济责任审计与常规审计相结合。要将任期经济责任审计与经济效益审计、财务收支审计、内部控制制度审计等结合起来，通过建立被审计单位审计档案制度，将该单位的审计资料全部归入审计档案。在进行任期经济责任审计时，可以充分利用以往的审计成果，随时调阅，避免重复劳动，节约审计时间，提高工作效率。

以往内外部检查与经济责任审计相结合。审计部门在实施审计前，应要求被审计单位提供以往内外部检查结果，包括且不限于外部审计结果、税务检查结果、上级单位检查结果等，同时要求被审计单位提供详细的支撑材料。审计部门可依据企业被检查材料及对企业内部控制制度评估时所掌握的控制缺陷确定审计内容和重点。

审计详查与抽查相结合。具体审计时，一般先运用抽查法确定存在的重点问题，接着对所确定的重点问题的资料进行详细审查。对次要问题或内部控制制度比较健全的事项，可采用抽查或免查的方法，必要时也可根据审计目的以及所掌握的线索，灵活运用各种审计方法，如审阅法、核对法。

审计查证与调查分析相结合。为了客观公正地评价被审计对象应负的经济责任，应采取以会计资料为主、查证与调查分析相结合的方法，通过个别谈话、召开不同形式的座谈会、查阅有关管理制度以及会议纪要等进行调查核实，这样既能掌握重点、有的放矢地进行审计查证，又能为摸清账外经济问题提供线索和依据。

计算机审计与传统审计相结合。审计人员既要利用信息化审计手段，做好大数据分析，加快审计效率，提高审计的准确性，又要利用传统的审计手段，如访谈、盘点等来获得更直观的信息。

3.6.3　履行完备事项

实行真实性承诺。审计前要求被审计对象和单位有关人员对所提供的全部资料的真实性、完整性做出书面承诺和责任担保，保证无账外资产，如违反承诺要承担责任。

实施审计质量责任制。从主管领导、审计组长到审计人员，层层建立责任制，逐级落实责任。通过责任追究，增强审计人员的责任感，提高审计工作质量，降低审计风险。

严格规范审计程序。从确定审计项目计划、送达审计通知书、审计取证、审计评价、征求对审计报告的意见到审计意见或决定的落实，每一个环节都要严格按照审计程序办事，以提高审计质量，防范审计风险。

务必关注被审计对象履职期间的未尽事项。有的被审计对象在任时做出的一些重大决策可能会由接任者来实施，有的被审计对象在任时还做出过一些口头承诺甚至私自签订经济协议等，如果审计人员未查清楚，会给接任者乃至上级单位带来一系列不良影响。审计人员可以让被审计对象签写未遗留未尽事项的承诺，但这不能完全规避审计风险。

提高审计人员综合业务素质。经济责任审计是一项特殊的工作，政策性强，涉及知识面广、业务量大，因此要加强对审计人员的业务培训和加强政策理论学习，提高审计人员的综合素质，确保审计工作质量，防范审计风险。

适当选择审计业务外包。当审计部门发现审计事项涉及的技术和能力超出了审计人员自身所具备的专业技术能力或者审计结果需要权威机构认证时，可聘请有关方面的专家或委托社会中介机构进行审计，从而将审计风险全部或部分地转移出去，以规避审计风险。

出具正式审计报告前要与关联方进行充分沟通。一是要与被审计对象就审计报告的初稿进行沟通，既要确保被审计对象认可审计报告，又要在被审计对象合理的要求且不违背审计报告结论情况下做适当调整。二是要与上级领导就被审计对象已认可的审计报告进行沟通。由于经济责任审计报告影响到被审计对象下一步的任职或人事考核，因此可能会多次、反复沟通，审计人员要做好充分的思想准备。

3.6.4 掌握最新要求

新规定特别提到，审计评价时，应当把领导干部在推进改革中因缺乏经验、先行先试出现的失误和错误，同明知故犯的违纪违法行为区分开来；把上级尚无明确限制的探索性试验中的失误和错误，同上级明令禁止后依然我行我素的违纪违法行为区分开来；把为推动发展的无意过失，同为谋取私利的违纪违法行为区分开来。

对领导干部在改革创新中的失误和错误，正确把握事业为上、实事求是、依纪依法、容纠并举等原则，经综合分析研判，可以免责或者从轻定责，鼓励探索创新，支持担当作为，保护领导干部干事创业的积极性、主动性、创造性。

3.7 经济责任审计与违规责任追究

对公立医院领导干部开展经济责任审计，是加强其管理监督、促进公立医院综合改革和健康发展的重要制度安排。随着党中央及国务院不断加强审计工作要求，完善审计制度建设，公立医院领导干部经济责任审计已成为公立医院监管部门及内部审计部门重要工作之一。对公立医院领导干部违规开展管理和经济活动、造成国有资产损失行为的责任追究，则是监督管理体系的关键点和必要环节。

目前，公立医院开展经济责任审计工作最基本的依据是《审计法》，以及 2019 年 7 月 15 日中共中央办公厅、国务院办公厅发布的《党政主要领导干部和国有企事业单位主要领导人员经济责任审计规定》。对于违规责任追究，可以参照《中国共产党纪律处分条例》《中国共产党问责条例》《国务院关于加强审计工作的意见》（国发〔2014〕48 号）、国务院办公厅《关于建立国有企业违规经营投资责任追究制度的意见》（国办发〔2016〕63 号），以及在此基础上国资委颁布的《中央企业违规经营投资责任追究实施办法（试行）》（国务院国有资产监督管理委员会令第 37 号）、《关于做好 2020 年中央企业违规经营投资责任追究工作体系建设有关事项的通知》（国资发监责〔2020〕10 号）、《关于印发〈中央企业违规经营投资问题线索查处工作指引〉的通知》（国资发监责〔2020〕62 号）等文件规定的相关内容。

3.7.1　经济责任审计与违规责任追究的关系

（1）经济责任审计与违规责任追究的相关性

①经济责任审计和违规责任追究是前后衔接、密切联系的，即经济责任审计需要发现和揭示问题，而对于发现的问题需要落实责任，并进行责任追究。

《国务院关于加强审计工作的意见》（国发〔2014〕48 号）第十六条明确提出"对审计发现的重大问题，要依法依纪作出处理，严肃追究有关人员责任"；中共中央办公厅、国务院办公厅《关于完善审计制度若干重大问题的框架意见》（中办发〔2015〕58 号）明确，开展审计工作要坚持问题导向等四项基本原则，两办新规第四十八条也明确"根据审计发现的问题，落实有关人员的责任，采取相应的处理措施"。

②经济责任审计和违规责任追究在涉及的范围以及责任划分和责任认定上非常接近，也充分说明二者之间有密不可分的关系。相关文件列示的责任追究范围，其内容也是公立医院经济责任审计需要重点关注的审计内容。

关于责任划分，上述相关文件均对履行的经济责任根据工作职责划分为直接责任、主管责任和领导责任（两办新规取消了主管责任）。在各类责任的界定条件上，经济责任审计与违规责任追究也比较接近。

（2）经济责任审计和违规责任追究的区别

①两者的定位、内涵和外延都有区别。经济责任审计是对主要领导人员履职尽责方面进行管理监督的一项制度性安排，违规责任追究则是对违反规定、未履行或未正确履行职责造成国有资产损失以及其他严重不良后果的领导干部进行的追究问责。可以说，经济责任审计只是引发违规责任追究的一条重要的、可能的途径，但不是唯一的途径。实际上，对于日常监管、巡视监查、其他内外部审计发现的违规损失问题，甚至相关方发现报告的问题线索等，同样可以启动核查与责任追究程序。

②经济责任审计发现的问题，并不必然导致启动责任追究程序。经济责任审计列示的问题，既有违规违纪的问题，也有一般性的经营管理问题。有的问题形成了国有资产损失，有的问题则可能并无直接的资产损失。违规责任追究，实际上有两个必要条件：一是领导干部违反国家法律法规和医院内部管理规定，未履行或未正确履行职责；二是造成了国有资产损失，包括直接损失和间接损失。经济责任审计发现的问题，只有同时满足上述两个必要条件，才可能启动责任追究程序。

3.7.2　经济责任审计与违规责任追究的理解

（1）经济责任审计的边界

经济责任审计和违规责任追究虽然有密切联系，但毕竟属于不同的业务范畴。目前，国务院国资委设立有监督追责局，同时也要求各中央企业建立独立的责任追究机构。而按照两办新规，"落实有关责任人员的责任，采取相应的处理措施"属于经济责任审计中"审计结果运用"的范畴。因此，审计人员在接受委托开展经济责任审计中，通常应仅限于涉及被审计人责任的审计发现问题，对于有的委托方提出的对其他相关人员的责任认定和损失金额的认定，应建议委托方另行委托开展违规责任追究相关专项审计。

（2）经济责任审计中对相关责任的认定

两办新规对领导干部就审计发现问题应承担的责任划分为领导责任和直接责任，并分别列示了确定责任的具体情形及兜底条款。责任认定需要按照权责一致原则，综合考虑相关问题的历史背景、决策过程、性质、后果和领导干部实际所起的作用等实质性要件，审慎界定。总体来说，领导干部如果履行了集体决策程序，或者非主要领导干部参与决策时未发表明确反对意见以及对本级及下属单位的违规决策疏于监管等情形，造成国有资产损失的，一般应承担领导责任。领导干部未经民主决策、直接违反有关法律法规，以及授意、指使强令、纵容、包庇下属人员违反有关法律法规的，通常界定为直接责任。

需要特别提醒审计人员注意：一是直接责任中，"直接违反有关党内法规、法律法规、政策规定"及"授意、指使强令、纵容、包庇下属人员违反有关党内法规、法律法规、政策规定"这两种情形，无论是否造成后果，均认定直接责任，而直接责任中的其他情形以及领导责任中的各种情形，均只有在造成相关后果时，才认定相应责任。二是领导干部违反单位内部管理规定造成国有资产损失浪费等后果的，通常界定为领导责任而不是直接责任。三是两办新规删除了主管责任。

根据审计署编写的《党政主要领导干部和国有企事业单位主要领导人员经济责任审计规定》释义：考虑主要领导干部负责全面工作、一般不分管等实际情况，借鉴《中国共产党纪律处分条例》《中国共产党问责条例》等规定中区分责任的精髓，删除"主管责任"类型。原中办发〔2010〕32号文中主管责任有两种情形，第一种情形是对其直接分管的工作不履行或者不正确履行经济责任的行为，在两办新规中该种情形确定为直接责任；第二种情形是履行了集体决策程序且大多数人都同意的情况下，由于决策不当或者决策失误造成重大经济损失的行为，在两办新规中则界定为领导责任，这也是落实"三个区分开来"要求、建立容错机制的体现。

（3）违规责任追究中对相关责任的认定

上述有的文件对领导干部任职期间违反规定，未履行或未正确履行职责造成国有资产损失以及其他严重不良后果的，应承担的责任、违反规定瞒报漏报或谎报重大资产损失、未按规定和有关工作职责要求组织开展责任追究工作等情形下的责任认定做了更具体的规定，并提出了集体责任的概念。即"经营决策机构以集体决策形式作出违规经营投资的决策或实施其他违规经营投资的行为，造成资产损失或其他严重不良后果的，应当承担集体责任"。

（4）经济责任审计与违规责任追究对责任划分的区别

①两办新规是对主要领导干部开展经济责任审计的规定，取消了主管责任的界定。而违规责任追究中，对经济责任审计中发现的问题，需要对该事项涉及的各级管理人员应承担的责任进行界定和追究，对相关人员在其直接主管（分管）工作职责范围内，违反规定，未履行或未正确履行职责，造成资产损失或不良后果时，界定为直接责任。

在与目前两办新规对于责任类型划分不一致的情况下，审计实务中一般在经济责任审计中按照两办新规采用两种责任划分；在进行违规责任追究专项审计时，采用三种责任划分。

②违规责任追究中的相关责任界定均以存在"违反规定，未履行或未正确履行责任"为前提，而经济责任审计则不然。如虽然进行了民主决策，但由于决策不当或者决策失误造成国有资产损失时，虽然程序上并无违规行为，但经济责任审计中仍需要认定为领导责任；又如未完成领导干部作为第一责任人事项造成国有资产损失的，经济责任审计中应承担直接责任，但违规责任追究时，只有存在"将按有关法律法规制度应作为第一责任人（总负责）的事项……授权（委托）其他领导干部决策且决策不当或决策失误造成重大资产损失或其他严重不良后果"这个违规行为时界定为直接责任。

③违规责任追究中，造成了国有资产损失等后果时，需要界定责任启动责任追究程序，而经济责任审计中认定相关责任时并不必然需要造成国有资产损失等后果。如前文所述，对于直接违反有关法律法规行为的，无论是否造成国有资产损失，经济责任审计中均需认定为直接责任。

（5）违规责任追究中对损失金额的认定

损失认定是当前责任追究工作的难点，《国有企业追责办法》将损失分为事实损失和或有损失，事实损失又分为直接损失和间接损失。资产损失不同于会计上确认的资产减值和坏账准备（可能偏大），也不同于清产核资中对可核销资产的认定标准（可能偏小），需要根据实际情况获取充分证据依据职业判断确定资产损失金额。

第4章 公立医院经济责任审计的
现状分析及主要内容

4.1 公立医院经济责任审计现状分析

通过对 2006—2018 年南京市卫健委及直属医院内审部门经济责任审计报告的分析，并对其评价依据的相关政策法规，及其执行情况进行对比研究，再采用问卷调查法对我省范围内部分三级公立医院和相关专家进行问卷调查，综合得出在法制、运行机制和监督机制三个方面的现状。

4.1.1 法制现状

开展公立医院领导干部经济责任审计是一个不断积累、循序递进的过程，每一项政策法规都是在原有探索工作的基础上进行总结、逐步深入和提高的过程。因此，这些政策法规的发布与执行可以认为是审计工作开展进程中的里程碑。

至 2017 年，运用于公立医院领导干部经济责任审计评价的主要相关政策法规（见表 4-1）。

表 4-1 公立医院领导干部经济责任审计评价体系政策依据

时间	机构	政策名称	主要内容
2003 年 12 月	中共中央	《中国共产党纪律处分条例》	该条例的制定，旨在维护党的章程和其他党内法规，严肃党的纪律，纯洁党的组织，保障党员民主权利，教育党员遵纪守法，维护党的团结统一，保证党的路线、方针、政策、决议和国家法律法规的贯彻执行
2010 年 2 月	国务院	《中华人民共和国审计法实施条例》	确定了审计机关和审计人员、审计机关职责、审计机关权限、审计程序、法律责任，贯穿于审计工作的始终，对全部审计活动都具有指导意义
2010 年 12 月	中办、国办等	《党政主要领导和国有企业领导人员经济责任审计规定》	明确了经济责任审计是对领导人任职期间经济责任履行情况进行的审计监督，明确了审计结果应当作为干部考核、任免和奖惩的重要依据
2013 年 5 月	中共中央	《中国共产党党内法规和规范性文件备案规定》	本规定所称规范性文件，是指中央纪律检查委员会、中央各部门和省、自治区、直辖市党委在履行职责过程中形成的具有普遍约束力、可以反复适用的决议、决定、意见、通知等文件，包括贯彻执行中央决策部署、指导推动经济社会发展、涉及人民群众切身利益、加强和改进党的建设等方面的重要文件
2013 年 11 月	中共中央、国务院	《党政机关厉行节约反对浪费条例》	本条例在经费管理、差旅、公务接待、公务用车、会议活动、资源节约等方面给予相关规定，进一步弘扬艰苦奋斗、勤俭节约的优良作风，推进党政机关厉行节约反对浪费，建设节约型机关
2014 年 10 月	国务院	《关于加强审计工作的意见》	明确要求要深化领导人经济责任审计，着力检查领导人守法守纪守规尽责情况，促进各级院长主动作为、有效作为，切实履职尽责
2014 年 7 月	中办、国办等	《党政主要领导和国有企业领导人员经济责任审计规定实施细则》	进一步明确新时期院长经济责任审计对象、审计内容、审计评价、审计报告、审计结果运用、组织领导和审计实施等要求，是做好经济责任审计工作的具体工作指南
2015 年 12 月	中办、国办	《关于完善审计制度若干重大问题的框架意见》	对公共资金、国有资产、国有资源和院长履行经济责任情况实行审计全覆盖这些都是经济新常态下强化经济责任审计的最大优势
2016 年 1 月	中国内部审计协会	《第 2205 号内部审计具体准则——经济责任审计》	规定了经济责任审计的流程；制定了一般原则；规定了审计内容；阐述了审计程序和方法；审计评价；生成审计报告；讲解审计结果的运用

时间	机构	政策名称	主要内容
2016 年 3 月	教育部	《教育部经济责任审计规定》	进一步明确新时期直属高校、直属单位主要领导和驻外教育机构领导经济责任审计对象、审计内容、组织领导、审计评价、审计报告、审计结果运用、组织领导和审计实施等要求，是做好经济责任审计工作的具体工作指南
2016 年 1 月	审计署	《2016 年地方审计机关重点抓好的十项工作的通知》	强调加强扶贫审计力度，做好民生审计加强对最低生活保障、"三农"、教育、医疗、救灾、就业等民生资金和项目的审计；强调深入开展经济责任审计，围绕院长履行发展、环保、民生、安全、绩效、廉政等责任情况，确定不同岗位审计重点，着力揭示和反映重大违法违规、重大失职渎职、重大决策失当，以及不作为、慢作为、假作为、乱作为等问题，强化对权力运行的监督制约，促进领导人守法守纪守规尽责
2017 年 1 月	中组部、中宣部、科技部、国家卫生计生委等	《公立医院领导人员管理暂行办法》	该办法积极推进符合公立医院管理制度的领导人员职业化建设；加大聘任制推行力度，规范和完善聘任管理；考核评价以公益性为导向，注意与公立医院绩效评价工作相衔接，防止逐利倾向；保障公立医院在内部人事管理、机构设置、收入分配、年度预算执行等方面的自主权；聚焦突出问题，加大对医疗安全、医药产品、招标采购、医疗费用控制、基建项目、财务管理等重点领域和关键环节的监管力度

　　通过对上述政策的运用，可以体会到，针对经济责任审计的工作指南（如《党政主要领导干部和国有企业领导干部经济责任审计规定实施细则》和《教育部经济责任审计规定》）并不全然适用公立医院领导干部，也无法突出公立医院的特点，缺乏行业针对性，在审计时限于参考。

　　针对公立医院领导干部的《公立医院领导人员管理暂行办法》等，虽然考虑了行业特征，强调了公益性，但没有在审计角度给出工作指导性规范，只是在干部任用和考核的条件等方面进行了规定。

　　其他法规大多只能规定公立医院领导干部经济责任审计的一个方面，

如财政违法行为、浪费行为；或是相对宏观的意见，实际操作性不强。

原国家卫计委 2014 年颁布的针对其直属和联系单位的《国家卫生计生委直属和联系单位主要领导干部经济责任审计规定》考察范围不够全面，还主要限于财务收支，况且对象不仅仅是公立医院，还有涉及其他医疗机构；另外，它并非政府发文公告，立法层次也不够高。

综上，当下存在一系列有关公立医院领导干部经济责任审计的政策制度，但在审计实务中普遍感到行业针对性小、指导性不高、系统性不强、评价内容不全面、考察标准适用范围不广等问题，需要进一步形成系统且行业统一适用的制度规范。

因此，为解决法规文件分散、存在立法空白和无统一权威标准问题，构建系统的公立医院领导干部经济责任审计评价体系，并制定有行业针对性的《公立医院领导干部经济责任审计的实施细则》（详见附录二），已成为公立医院领导干部经济责任审计发展的大势所趋。

4.1.2 运行机制现状

关于运行机制方面，除了审计报告中反映的内容，从调查问卷中也得到了反馈信息。

（1）公立医院开展经济责任审计工作的困难或不足的主要原因有：①通过内审部门开展日常的经济责任审计工作，内审部门独立性相对较弱；②人员配备不到位，审计工作的开展时有掣肘；③审计结果难以落实；④审计责任难以界定；⑤审计评价缺乏行业针对性、统一的量化标准；⑥评价体系不完善；⑦审计多集中于离任审计，时效性差、周期过长等。

（2）审计实施阶段出现的问题主要是：①内控测试不足；②领导干部职责分担与内容的侧重把握不到位；③与其他监督部门缺乏共享监督信息机制等。

（3）在审计方法方面，除了常规的审计方法，少有运用现代化信息技术，结合大数据平台和互联网技术的审计方法。

（4）在审计结果运用方面，缺乏落实机制，不注重审计后整改，难以达到审计目标。

对此，专家门的建议也多集中于应当将公立医院领导干部经济责任审计定位于任中审计。同时，为提高时效，避免与其他审计部门重复工作，从人员配备上实现专业化，可专门成立一个领导小组进行相关审计工作，共享监督信息，即设置专职机构、成立专家库，这样的组织模式既有利于降低审计工作量、提高经济责任审计效率，又有利于使经济责任审计发挥更好效果。

4.1.3　监督机制现状

目前对公立医院领导干部经济责任工作的监督主要是来自政府的组织部门和上级主管部门，且以事后监督为主，事前和事中监督相对薄弱，一般是事后进行监督或发现问题进而引起关注。2016 年 7 月 13 日，云南省普洱市中级人民法院以受贿罪判处被告人原云南省第一人民医院领导干部王天朝无期徒刑，剥夺政治权利终身，并处没收个人全部财产。王天朝在任职期间利用职务之便，收受公司和个人贿赂的财物共计折合人民币 1.16 亿元，其中包括房子 100 套、车位 100 个，故而得来"双百领导干部"之称，

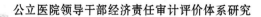

此案创下了医疗卫生系统官员腐败的多项纪录。

因此，专家建议应设置各方监督的体系，避免"带病提拔"，并健全和落实相应的惩罚机制；同时，还应当建立信息公开制度、媒体监督制度与质疑投诉制度等社会监督机制。

4.1.4　公立医院经济责任审计现状评述

综上所述，公立医院经济责任审计的现状可总结为以下七点。

（1）审计重点不够突出

一直以来，公立医院领导干部经济责任审计重点在于公立医院财务收支的真实、合法和效益方面，而未真正基于被审计对象的经济责任履职情况，包括政策执行情况、内部控制管理情况、突出公立医院公益性、重大经济决策等。在实际审计活动中，审计工作人员通常根据相关规章制度和财务数据对财务收支的真实情况进行准确审计，这种只衡量领导干部的"政绩型"经济责任制度有着明显的不足，因此诸多审计发现的问题与被审计对象的关联度不大，从而导致公立医院领导干部经济责任审计并未摆脱财务收支审计，依旧明显倾向经济收支的真实、合法与效益等，并没有体现经济责任审计的本质与核心。导致审计结果不能系统全面反映公立医院领导干部在各自任期内实际履行的各种经济职责，同时也弱化了对公立医院领导干部在个人廉洁、长远发展、社会责任、环境效益状况等方面的监督。

（2）审计时效滞后

当前开展领导干部经济责任审计在时效性方面存在较大弊端。由于经济责任的审计时点对于审计结果的落实有着巨大影响，时效相对滞后、周期较长是离任审计较为典型的不足之处。当审计人员发现公立医院领导干部在任职期间发生的重大事项决策失误或经济损失时为时已晚，因为此时给医院或社会带来的后果往往已然不可追回，想要对相关人员事后究责也是难上加难。

（3）审计评价内容不够明确，评价范围未能满足"全覆盖"的要求

在审计评价中，处于控制审计风险的原因，定性评价过多，评价倾向过于保守，而定量评价又未统一、规范，并且评价指标未形成系统、全面、科学的指标体系。同时，现行的经济责任审计评价体系主要针对公立医院财政财务收支方面和内部控制方面的指标进行评价，却没有把可持续发展能力指标和非财务指标纳入评价体系，审计评价存在较多不足与偏差。因此，现行评价制度体系的不完善，即没有对公立医院领导干部统一的评价标准及全面科学的量化指标，就难以保证审计评价的公正性和权威性。

（4）审计评价责任难以界定

对公立医院领导干部进行经济责任审计时责任难以界定或划分不准确。结合对审计局、财政监督处等监督部门的资料分析，这不仅仅局限于公立医院领导干部经济责任审计。对于领导干部的责任划分和界定是各行业、各领域经济责任审计的一大困难。分析其原因：①主要是经济活动的连续发生使得审计责任进行明确划分变得困难，特别是现任和上任领导干部之间的责任区分；②审计范围的重点始终停留在财务数据上，缺乏从其他各方面对领导干部的综合评价，而财务状况方面的审计并不是领导干部的经济责任的全部内容，如社会效益、重大决策能力等，这些方面所造成

后果的并没有被纳入评价领导干部的经济责任；③在部分政策规定中，相关责任的边界不够清晰，实务中审计人员在责任界定方面，可能面临在直接和间接责任之间判断游离的两难。审计过程中发现的问题和被审计公立医院领导干部履行的经济责任关联度不够，另外由于对经济责任的界定还未达成共识，使得所发现的问题的责任不能明确归咎，这不利于对被审计公立医院领导干部做出公正、合理的综合评价，也不利于审计结果的应用。

（5）审计评价缺乏对不同审计对象的区分

公立医院运营机构一般由行政机构和业务机构两种组织构成，各自行使其不同的职能，开展各自的经济活动。行政机构主要负责医院日常管理运行，包括财务、人事、信息、设备管理、协调等；业务机构主要负责提供医疗护理服务，包括医务、护理、药品、采购等部门。所以在实际的审计过程中，需要根据不一样的机构负责人的不同职能和属性，以及工作目标的不同分别对他们的经济责任审计评判进行必要调整，但我国的医疗行业目前并未形成一个完善的领导干部责任管理标准，导致不同机构领导干部之间的职责划分不够清晰，使得审计工作者在做经济责任审计的时候，不能根据审计对象的变化对评价的重点和范围进行相应的调整。

（6）审计结果难以落实

由于离任审计模式的弊端，审计报告中有关领导干部的出现问题往往停留在纸面上，整改意见也未必真正作用于干部自身。"先离后审"的做法使得"审计归审计，任用归任用"，即对领导干部的经济责任审计与对领导干部的任用两者分离，这种"两张皮"的模式使审计工作流于形式，并不能真正发挥审计效果，无法达到管理和监督的目的，即审计成果没有真正得到落实和运用。特别是，如果结果相反的话，不仅未能发挥审计监督评价的功能，而且进一步使得审计工作变为形式主义，陷入重复无效工作的恶性循环。

（7）审计队伍人员技术不足

一方面是内审部门独立性不强，由于受编制和审计认知程度影响；另一方面由于现行制度没有对相应审计人员或审计组织提出标准化、规范化的要求，导致人员配置不到位，审计人员专业知识和实践经验参差不齐，无法保证审计从业人员具备相应的职业素质和专业能力，使得审计队伍技术存在不足，从而影响了审计质量。

4.2　公立医院领导干部任职期间经济责任审计的主要内容

随着公立医院综合改革的推进，公立医院实行所有权与经营权分离，在领导干部领导下依法自主运营管理，行政主管部门从直接管理医院转为行业监管，因此加强对公立医院领导干部的监督是医药卫生行政主管部门当前的重要工作职责。公立医院虽属事业单位，但改革后具有一定的企业化管理性质，因此在确定公立医院领导干部经济责任审计内容时，不能完全照搬《党政主要领导干部和国有企事业单位主要领导人员经济责任审计规定》（以下简称经济责任审计规定）第十八条关于事业单位等主要领导干部经济责任审计内容的规定，应同时参考第十九条关于国有企业主要领导人员经济责任审计的内容。综合第十八条和第十九条的规定，公立医院领导干部经济责任审计内容应主要包括：贯彻执行党和国家经济方针政策、决策部署情况，医院重要发展规划的制定、执行和效果情况，重大经济事项的决策、执行和效果情况，医院治理结构的建立、健全和运行情况及内部控制制度的制定和执行情况，资金资产管理使用及经济风险防范情况，在预算管理中执行编制管理规定情况，在经济活动中落实有关党风廉政建设责任和遵守廉洁从政规定情况，以往审计发现问题的整改情况等。

4.2.1　贯彻执行党和国家经济方针政策、决策部署方面

近年来，党和国家关于医院的经济方针政策和决策部署主要有深化医药卫生体制改革、推进公立医院现代管理体制建设、药品零差价、医疗联合体建设、公共卫生事件应急管理等事项。在具体审计中，要围绕《关于建立现代医院管理制度的指导意见》《关于深化医药卫生体制改革的意见》《关于推进医疗联合体建设和发展的指导意见》等，审查医院是否及时采取有效措施进行贯彻执行，重点关注医院制定的相应制度、办法、措施等是否与国家政策、法律、法规相一致，相关措施方法是否落到实处，是否产生了应有的效益，有无搞形式主义、做表面文章，实际上不作为、慢作为甚至乱作为等问题，尤其是要关注药品、医用耗材加价和医疗收费等政策落实情况，严查违规加价和乱收费侵害群众利益等问题；同时，还要深入分析影响相关政策落实的原因，提出有针对性的审计建议，确保各项政策措施落地见效。

4.2.2　医院重要发展规划和政策措施的制定、执行和效果方面

发展规划明确了一定时期的发展目标和工作措施，对保障单位持续健

康发展具有重要意义。从以往审计情况看，不少医院领导干部对发展规划不重视，存在敷衍了事的想法，制定的规划也存在照搬照抄的情况，与本单位实际情况严重脱节，规划出台后也是束之高阁，没有认真遵照执行。新规定专门将重要发展规划制定、执行情况确定为一项审计内容，对此应积极研究探索相关审计内容和重点，促进领导干部对发展规划的重视。

（1）要关注规划的制定情况。重点审查是否及时制定中长期发展规划，所制定发展规划内容与国家和地方各级要求是否相符，是否与医院实际情况相符，相关工作措施是否具体可操作。

（2）要关注规划是否有效执行。重点审查是否按规划制订年度工作计划，是否采取制度保障、跟踪调度等措施，来落实规划和工作计划，规划所确定的内容在实际工作中是否有效实施。

（3）审查规划的执行效果。主要是对照规划确定的工作目标，审查各项规划实施是否达到了预期目标，要重点对与经济责任有关的规划内容进行抽查，如医疗服务收入、设备投入和利用、人才引进和培养等，通过定量分析的方法来评判执行效果，并作为对领导干部履行经济责任情况评价的重要内容。

4.2.3 重大经济事项的决策、执行和效果方面

重大经济事项的决策、执行和效果情况，是对各类领导干部实施经济责任审计的必审内容，医院工程建设、设备药品采购、对外合作、人员薪酬等重大经济事项较多，是否有科学民主的决策机制对医院发展尤为重要。

（1）要审查重大经济事项决策制度的建立情况，包括是否建立"三

重一大"制度、重大事项决策程序、领导干部办公会规则、院务公开等制度，相关制度内容是否合法合规和具体可操作，是否与医院实际工作相适应。

（2）要审查制度的落实情况，包括重大经济事项是否按制度要求进行民主决策；涉及专业性、技术性较强的决策事项是否开展技术咨询和可行性认证，是否邀请院内专家参与；涉及医院发展和职工利益的重大事项是否充分听取职工的意见，是否按规定选举教职工代表参与重大事项决策；对决策过程和结果是否详细记录，财务政务及有关重大事项是否按规定进行公开，接受职工群众的监督。

（3）对重大经济事项的决策效果进行审查，重点审查是否存在因决策失误造成重大损失浪费等后果，并根据领导干部在决策过程中所起作用来准确界定其应承担的责任。

4.2.4 医院治理结构的建立、健全和运行情况及内部控制制度的制定和执行方面

建立职责明确、运转协调、有效制衡、科学高效的法人治理结构，是现代企业管理的重要内容，公立医院实行"企业化"管理，也必须将建立健全治理结构作为重要工作，这是领导干部义不容辞的经济责任。在对领导干部的经济责任审计中，应以医院章程制定情况为切入点，审查是否按规定制定章程，章程中是否对医院管理体制、组织结构、部门岗位设置、决策机构、管理机构、职工权利义务、管理制度、监督机制、党群团建设等做出明确规定，是否以章程为统领，建立健全各项内部管理控制制度和议事规程、办事程序，要通过对医院文件、会议记录、纪要等资料的审查

和实地走访了解，审查章程中规定的事项在实际中是否得到真正落实，结合对账面重大经济业务财务记录的审计，审查工程、设备采购、物资管理、收支等经济方面的内部管理制度是否得到有效落实，还要审查医院在经济活动中是否还存在管理漏洞和薄弱环节，促进医院及时予以纠正和完善。

4.2.5　资金资产等管理使用和经济风险防范方面

三级公立医院资金资产规模普遍较大，往往是问题多发点，特别是容易产生一些严重的违规违纪问题和重大风险，对此在经济责任审计中要着重关注。

（1）关注收入情况

医院收入主要有医疗收入和财政补助收入，其他还有资产出租收入、对外合作收入等，但占比通常较少。收入检查主要关注其真实性、合法性和完整性，包括是否通过虚增收入来应对业绩考核，各项收入是否统一核算、统一管理、及时入账，租金和合作收入是否及时收取，是否存在收取医药销售折扣和提成、药品耗材乱加价、大处方及私设账外账、"小金库"等问题，是否存在通过虚增人数、虚构项目等手段，套取、转移财政资金的问题；对食堂、门市出租等非业务性收入也要有针对性地关注，防止出现"灯下黑"的情况。

（2）关注支出情况

医院支出内容较多，包括基建投资支出、设备和药品耗材采购支出、职工薪酬支出、日常经费支出等，要针对不同支出的特点，通过查阅会计账簿凭证、合同、协议资料，对审批、审核和付款等环节进行认真审查，确保支出真实合规合法，同时还要对支出结构、相关资金和项目效益等情况进行审计和分析，促进资金合理高效使用。

（3）关注工程建设和设备采购情况

工程建设和设备采购方面对公立医院来说是规模较大的投入，在审计中，要事先对领导干部任期内工程建设和设备采购情况进行充分调查了解，选取重点、重大事项开展审计。①要关注前期规划论证情况，审查基本建设和重大设备采购是否经集体决策，是否有可行性研究报告及批复、投资概算编制文件及批复、环境影响评估及审批文件、用地规划许可证、工程规划许可证、施工许可证等手续，相关资料是否齐全、有效，是否存在盲目上马、未批先建、擅自扩大建设规模、提高建设标准、超概算投资等问题；②要关注招投标情况，通过查阅招投标资料、施工和采购合同，结合调查走访，检查是否组织了公开招投标，招投标程序是否合规合法，有无先实施后招标、违规串标等行为；③要关注基本建设和设备采购过程管理情况，审查是否签订合法规范的合同，是否对工程建设进行监理，款项是否按合同约定支付，是否组织对工程和设备进行验收，是否因监管不到位导致质量问题；④要关注建设项目和设备的使用效益情况，审查工程是否按时完工并投入使用，设备是否按时安装调试和投入使用，工程和设备的实际利用是否达到预期目标，是否存在闲置浪费的情况。

（4）关注药品耗材和资产日常管理情况

医院药品耗材种类繁多，在审计中要从相关内控管理制度入手，对药品和耗材的采购、入库、领用情况进行全程审计，重点关注是否按要求实行集中采购，自行采购是否经公开招标或竞价议价，是否建立台账对出入库进行明细核算管理，领用是否履行规定手续，要运用计算机将门诊及住院患者收费业务数据与药品耗材领用数据进行核对，审查是否存在违规收费、私自侵占、虚列成本等问题。对资产日常管理情况的审计，主要从维护资产的安全完整性出发，审查是否建立固定资产管理台账和卡片，是否将管理责任落实到具体人员，是否定期组织对资产进行清查盘点，出租、出售、出借资产是否严格按照制度规定履行决策、审批、评估等程序。

（5）关注债务风险防控情况

虽然有关规定要求，公立医院不许举债经营，但由于政府投入有限，举债发展仍然是公立医院发展的路径之一。负债情况影响着医院的持续发展，也体现了领导干部的执政理念，在审计中要摸清医院的举债规模、性质和原因，分析举债是否在可承受范围内，审查举债是否经集体决策和主管部门审批，是否存在盲目追求上档升级造成债务负担加重而影响医院正常运转，是否存在账外债务、违反规定向职工集资等问题，促进医院将债务规模控制在合理范围内，确保不发生系统性风险。

4.2.6　在预算管理中执行编制管理规定方面

按照公立医院改革要求，对医院编制实行总量控制，具体人员招聘和使用由医院自主决定，报主管部门备案。在审计中，要关注医院是否建立了科学完善的人员管理、薪酬管理和考核评价制度，实际在编人员是否超过控制总量，招聘和引进人才是否符合医院发展需要，是否经集体决策，是否大量招入非专业人员，是否存在"关系户"，专业技术人员绩效考核、职称评定和薪酬是否合理，是否做到多劳多得、优绩优酬，是否存在吃大锅饭、苦乐不均、分配不公而造成优秀人才大量流失，同时还要关注是否存在给医务人员设定创收指标等严令禁止的情形。

4.2.7 在经济活动中落实有关党风廉政建设责任和遵守廉洁从政规定方面

医院的廉政风险点通常在药品耗材和设备采购、工程建设、收费、人员招录以及落实中央八项规定精神等方面，要结合对上述领域的审计，关注有无贪污受贿、滥用职权等违法违纪问题，有无违反中央八项规定精神，超范围、超标准举办会议或培训，超规格或无公函公务接待，变相旅游和公款吃喝，违规使用公车或借用、占用其他单位车辆，超面积使用、占用办公用房等问题。对发现的严重问题要按规定及时移送有关部门处理。

4.2.8 以往审计发现问题的整改方面

《国务院关于加强审计工作的意见》要求，被审计单位的主要负责人作为整改第一责任人，要切实抓好审计发现问题的整改工作，对重大问题要亲自管、亲自抓。在审计中，要对以前年度各级对医院的审计情况进行梳理，对当前被审计领导干部负有整改责任的问题，要认真检查其整改情况，评价是否存在整改不到位和屡审屡犯问题，对未整改问题的原因进行分析，提出解决意见和建议，对因整改不到位而造成严重后果，要按规定严肃问责。

第5章 构建公立医院领导干部经济责任审计评价体系

5.1 构建原则

5.1.1 合法合规性原则

合法合规性原则是指在设计公立医院领导干部经济责任审计评价指标体系时应当遵循现行法律、法规和规章，以及行业标准和专业的要求，即评价指标的合法性。法律是由人民代表大会制定的，政府主管部门制定的有关医院的各项法规，医疗行业内部制定的规章和规范等，对医院的经济活动起着指导性和强制性的作用。所以在设计评价指标体系时，要仔细研读党和国家的各项方针政策以及有关法律法规的要求，遵循特定的程序、规则或条例，不能盲目扩大审计内容、评价范围和增加不合理的评价指标，也不能对应审计应评价的内容有疏漏。此外，还应该根据医疗卫生行业标准的要求以及医院经济活动的特点，设计相应的评价指标，以符合公立医院的实际情况。只有这样，才能使评价结果更接近于实际，为利益相关者各方所接受。

5.1.2　权责对等原则

构建经济责任审计评价指标要把握权责对等原则，也就是说在确定经济责任审计和评价内容时要以被审计的领导干部所拥有的权力为中心，明确其岗位职责、权力范围及权力所对应的责任；要判断领导干部手中所掌握的权力和其要承担的责任是否对等。如果有权无责或者有责无权，那么相应的评价指标体系便不能客观、公正地评价领导干部。

5.1.3　成本效益原则

由于审计资源的有限性，在设计评价指标体系时要把握成本效益原则，即要考虑投入的审计资源和能取得的审计效益之间的关系，保证审计评价取得的效益不少于审计评价需要投入的审计资源。由于进行经济责任审计的时间较长且工作量大，在选择评价指标时不仅应全面，而且应突出重点，既要分清重点审计的内容，同时还要结合责任性质和责任大小来确定。在构建评价指标体系的过程中，重点选取那些能够反映医院整体、重大经济活动情况的指标，舍弃关联度较小的次要指标。既要客观反映任期之内取得的成绩，又要全面涵盖其不足之处，这样才能最终做出真实公允、客观准确的审计评价，从而实现降低审计成本，提高审计效率，降低因审计力量不足带来的审计风险。

5.1.4　可操作性原则

可操作性原则是指经济责任审计评价指标体系的具体指标及数据选择要尽可能地简明、实用，易于取得，同时便于审计人员和审计报告的使用者的理解。从理论和实践的角度来看，通常指标设置越细，评价越趋向客观合理。但是如果选取的指标所需的数据难以获取甚至无法采集，则评价工作无法顺利开展。目前，绝大多数医院都建立起了医院管理信息系统（Hospital Management Information System，简称 HIS），HIS 为医院的日常经济活动、医疗事务处理和行政管理活动提供信息流支持，它包括住院病人管理系统、门诊病人管理系统、处方管理系统、会计信息系统、固定资产管理系统、药品库存管理系统、医用高值耗材管理系统、人事管理系统等，这些管理系统的指标及数据要求，都是根据医疗卫生主管部门制定的，从医学统计、医院管理、绩效考核等方面的指标，具有规范统一性。所以在建立公立医院领导干部经济责任审计评价指标体系时，最好选择数据能直接从 HIS 中取得或者易于以其他方式取得的指标。

5.1.5　定量与定性指标相结合原则

设计经济责任审计的评价指标体系，必须要考虑到并不是所有的评价内容都能做到准确量化，有的评价内容可通过定量指标实现，如总资产增长率等；而有的评价内容是难以直接通过定量指标实现的，如内部控制健全及其运行的有效性评价，若仅靠定量指标来衡量略显草率和武断，因而需要通过定性指标来评价。而定性指标需要依赖审计人员个人的工作经验和专业知识来评判，显然不同的审计人员很可能给出不同的判断，这就有可能造成审计评价的随意性。然而全部使用定量指标也未必能够得出最准确客观的结论。为了客观公正地进行审计评价，避免主观性和随意性，必须科学合理地规划定量指标与定性指标在经济责任评价指标体系中的比例结构，最终实现公允评价。

5.1.6　可比性原则

可比性原则是指评价指标要有统一和一贯的计算口径和计算基础，所构建的评价指标体系能够通用，便于纵向和横向对比。所谓纵向比较，是指当期的评价结果可以与以前考核期内的履职情况评价结果进行相互的对比，包括任职期间内评价结果与以往任职期间评价结果的对比，任职初期的状况与任职期末状况的对比等。横向比较则是将本院领导干部的履职情况与其他和该院情况相似或者同级别的医院领导干部进行比较，便于发现差距。通过横向和纵向对比，科学评价医院领导干部的履职情况，必要时还可以进行排名比较。另外，审计实践中，审计人员在采集各类统计数据时，必须使用恰当的统计口径，在保证评价指标体系具有可比性的同时保证数据的可比性。

5.2　构建依据

构建公立医院领导干部经济责任审计评价指标体系应该遵循的依据，从宏观到微观应当包括经济责任审计法律法规性依据、新医药卫生体制改革政策依据和公立医院领导干部职责的依据。

5.2.1　经济责任审计法律法规性依据

对公立医院领导干部进行经济责任审计，应当参照有关的法律法规、国家政策文件的要求，一方面可以体现政策的指导作用，实现上级组织部门对领导干部的全面考核；另一方面，这也是评价指标体系合法合规性原则的重要体现。

在 2018 年所完成的公立医院领导干部经济责任审计中，原卫生与计划生育委员会于 2013 年度发布了《关于印发医疗机构主要负责人任期经济责任内部审计要点的通知》，中央多部委于 2014 年联合出台了《党政主要领导干部和国有企业领导人员经济责任审计规定实施细则》，这两份文件是对公立医院领导干部经济责任审计及评价内容最具有针对性和指导性的政策依据。原国家卫计委于 2013 年度发布的要点中对医疗机构领导干部经济责任审计评价内容做出了规定，2014 年各部委联合出台的细则中第十五条也指明了事业单位领导干部经济责任审计评价内容，这两份文件的这部分内容相近，一直成为审计人员对公立医院领导干部进行经济责任审计的内容及评价依据。直到 2019 年 7 月 7 日中共中央办公厅、国务院办公厅印发《党政主要领导干部和国有企事业单位主要领导人员经济责任审计规定》，经济责任审计开始了新纪元。

表 5-1 是根据要点与细则整理的公立医院领导干部的经济责任审计内容及具体审计事项。

表 5-1 公立医院领导干部的经济责任审计内容及具体审计事项

经济责任审计内容	具体审计事项
一、遵守有关法律法规、贯彻执行上级有关经济工作方针政策和决策部署情况	（一）遵守有关经济法律法规情况
	（二）上级部门有关经济工作要求落实情况
	（三）以前年度审计和检查发现问题的整改情况
二、重大经济决策制定、执行情况和效果	（一）重大经济决策制度制定情况
	（二）重大经济决策程序的执行情况
	（三）重大经济决策的执行效果
三、有效的内部控制制度建立和执行情况	（一）预算控制制度建立和执行情况
	（二）不相容岗位分离制度建立和执行情况
	（三）内部授权审批控制制度建立和执行情况
	（四）业务流程控制制度建立和执行情况
	（五）资产保护控制制度建立和执行情况
	（六）会计系统控制制度建立和执行情况
	（七）信息技术控制制度建立和执行情况
四、预算管理情况	（一）全面预算管理实行情况
	（二）预算编制、审批、调整程序是否符合规定
	（三）预算执行情况
	（四）遵守"三公经费"管理规定情况
	（五）决算编制情况
	（六）预算执行结果的分析和考核情况
五、财务收支管理情况	（一）任期内各年度收入、支出、结余情况
	（二）成本核算与控制情况
	（三）专项经费使用管理情况
	（四）票据使用的规范性
	（五）国家物价政策执行情况
	（六）国家和医院有关财务规章制度规定的开支范围及开支标准执行情况
六、资产保值增值情况	（一）任期内各年度资产、负债、净资产情况
	（二）货币资金的真实性和完整性
	（三）固定资产和存货管理是否规范
	（四）往来款项是否及时清理
	（五）专用基金的计提和使用是否规范
七、对外投资管理情况	（一）对外投资是否经过充分论证并报主管部门和财政部门批准
	（二）对外投资效益情况
八、基本建设、维修项目管理情况	（一）基本建设程序履行情况
	（二）建设资金管理使用的规范性
	（三）竣工项目是否及时组织验收和竣工决算审计
九、采购合法合规情况	（一）制度遵守情况
	（二）自行招标、采购流程是否规范

经济责任审计内容	具体审计事项
十、对下属单位经济活动监督管理情况	（一）监督管理制度的建立健全情况
	（二）监督管理制度落实情况
十一领导干部本人遵守廉政规定情况	（一）制度遵守情况
	（二）其他经济问题

由以上内容可知，审计评价内容包含不少重复交叉的审计事项，如果都直接将其指标化，不仅会因为重复考核而浪费审计资源，降低审计效率，增加审计成本，也不符合层次分析法的要求。因此在指标设计前，先对这些重复、交叉的具体事项进行汇总、归类、合并和删除，然后再设计和选取相应的评价指标，从而重新构建评价指标体系。

（1）在预算管理情况中要审计评价的各个具体事项可以视为"有效的内部控制制度建立和执行情况"中"预算控制制度建立和执行情况"的细化，因此考虑到两者的重复性，在设置指标时可以将其合并和简化，将预算管理的过程和结果分开评价。

（2）在财务收支管理情况中涉及的"成本核算与控制情况、专项经费使用管理情况、票据使用的规范性、国家和医院有关财务规章制度规定的开支范围及开支标准执行情况"，这些评价事项均可以在"内部控制制度的建立和执行情况"中的"会计系统控制制度建立和执行情况"和"内部授权审批控制制度建立和执行情况"中进行，只需在具体审计实务中关注这几个具体评价事项即可。其中涉及的"国家物价政策执行情况"这一具体事项可以在"遵守法律法规、贯彻执行方针政策和决策部署情况"中进行评价。

（3）资产保值增值情况中"货币资金的真实性和完整性、固定资产和存货管理是否规范、往来款项是否及时清理、专用基金的计提和使用是否规范"可以视为有效的内部控制制度建立和执行情况"中"资产保护控制制度建立和执行情况"的重点,但在构建评价体系时,根据成本效益原则,可以对资产保值进行整体评价,而不必一一设置指标。

(4)对外投资管理,基本建设、维修项目管理,采购的合法合规性和对下属单位经济活动监督等管理情况这些审计评价内容面基本上都可以分为"执行程序的规范性"和"执行结果"两个方面,这些内容都可以涵盖在内部控制制度建立和执行情况的评价之中。

上章简述了我国公立医院领导干部经济责任审计法制体系中的法律法规难以统一、权威性不强和存在立法空白的现状,所以建议由政府发文公告、由卫健委牵头,出台更统一、更权威且对公立医院领导干部经济责任有针对性的《公立医院领导干部经济责任审计实施细则》。一是有利于审计机关、财政监督部门和卫生医疗系统等部门工作结果"互认",避免重复审计;二是能有效提高工作效率,更好地指导和监督公立医院领导干部提高任职期间管理水平;三是可以增强法规文件的标准性和权威性,建立和完备行业统一、全面系统的评价标准和制度体系。

基于十几年经济责任审计的实践,结合审计调查,并通过比较相关制度进行一定参考,再根据《中华人民共和国审计法》《党政主要领导干部和国有企事业单位主要领导人员经济责任审计规定》《江苏省内部审计工作规定》《公立医院领导干部管理办法》以及有关党内法规,结合江苏省公立医院改革和发展实际,制定了适合公立医院领导干部经济责任审计实施细则(见附录2)。以此作为研究成果之一,推荐给政府颁布实施,以求促进公立医院领导干部经济责任审计的健康发展，达到实效。

5.2.2 新医药卫生体制改革政策依据

2009 年年初，为解决"看病难、看病贵"的问题，中共中央、国务院颁布了《关于深化医药卫生体制改革的意见》，提出了建立中国特色医药卫生体制，逐步实现人人享有基本医疗卫生服务的目标，标志着新一轮的医疗卫生体制改革的启动。2016 年底，我国医药卫生体制改革取得重大进展和明显成效，同时深化医改已进入深水区和攻坚期，为进一步巩固和扩大医改成果，国务院提出了《关于进一步推广深化医药卫生体制改革经验的若干意见》（以下简称意见）。这些新医改政策文件中与公立医院领导干部经济责任审计的有关内容（见表 5-2）。

表5-2 医改政策对公立医院领导干部经济责任审计的相关经验和意见及具体要求

经验和意见	具体要求
一、建立强有力的领导体制和医疗、医保医药"三医"联动工作机制，为深化医改提供组织保障	（一）加强党委和政府对医改工作的领导。切实落实政府对医改的领导责任、保障责任、管理责任、监督责任
	（二）建立健全工作推进机制。抓责任分工机制，建立医疗、医保、医药"三医"联动工作机制，计账制度，将责任层层落实到位。抓考核问责机制，将医改任务完成情况纳入全面深化改革绩效考核和政府目标管理绩效考核，严肃问责改革推进不力的地区和个人，表彰奖励积极创新、成效显著的地区和个人
二、破除以药补医，建立健全公立医院运行新机制	按照腾空间、调结构、保衔接的基本路径，逐步理顺医疗服务价格。所有公立医院取消药品加成，逐步增加医疗服务收入（不含药品、耗材、检查、化验收入）在医院总收入中的比例，建立公立医院运行新机制
三、发挥医保基础性作用，加强对医疗服务的外部制约	加强医保经办管理职能。医保经办机构要加大推进医保支付方式改革的力度，发挥医保对医疗费用不合理增长的控制作用

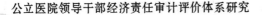

续表

经验和意见	具体要求
四、推进政事分开、管办分开，建立现代医院管理制度	（一）理顺政府办医体制。各地要因地制宜，探索有效的组织形式，统筹履行政府办医职责
	（二）落实公立医院运营管理自主权。转变政府职能，各级行政主管部门从直接管理公立医院转变为行业管理，强化政策法规、行业规划、标准规范的制定和监督指导职责，完善公立医院法人治理结构，落实内部管理等自主权，健全公立医院内部决策和制约机制，强化民主管理
	（三）实施公立医院绩效考核。建立以公益性为导向的考核评价体系，突出功能定位、职责履行、社会满意度、费用控制、运行绩效、财务管理等指标，定期组织公立医院绩效考核以及院长年度和任期目标责任考核
	（四）加强公立医院精细化管理。实行全面预算管理，开展成本核算，全面分析收支情况、预算执行、成本效率和偿债能力等，作为医院运行管理决策的重要依据。推行第三方会计审计监督制度，加强对医院国有资产、经济运行的监管
五、建立符合行业特点的人事薪酬制度，调动医务人员积极性	建立灵活用人机制。创新公立医院编制管理方式，完善编制管理办法，积极探索开展公立医院编制管理改革试点

由上表我们可以看出，新医改政策文件中的这些意见和建议都涉及公立医院重大的经济活动，也是公立医院领导干部落实深化医药卫生体制改革责任的重要方面，与公立医院领导干部经济责任审计存在着密切的联系，因此在涉及和选取评价指标时需要参考上述内容。

（1）新医改政策文件中强调"建立健全强有力的领导体制和工作推进机制"，为公立医院领导干部经济责任审计的必要性提供了依据。通过对公立医院领导干部进行经济责任审计是加强党委和政府对医改工作的领导的一种重要方式；其审计过程也是"抓责任分工机制，将责任层层落实到位"的过程；而"抓考核问责机制，将医改任务完成情况纳入全面深化改革绩效考核和政府目标管理绩效考核，严肃问责改革推进不力的地区和个人，表彰奖励积极创新、成效显著的地区和个人"的意见和建议也说明需要建立适当的评价指标体系，以充分应用其审计结果。

（2）在对公立医院领导干部进行经济责任审计的过程中，测试和评价其内部控制和管理制度的建立和执行情况，监督其重大经济决策的过程和执行结果，符合"完善公立医院法人治理结构、落实内部管理自主权和建立现代医院管理制度"的要求，因此在"反映内部控制和管理责任"维度中设置相应的指标，对其重大经济决策和内部控制制度的建立、执行过程和结果进行评价。

（3）对于"实行全面预算管理，开展成本核算，全面分析收支情况、预算执行、成本效率和偿债能力等……加强对医院国有资产、经济运行的监管"的要求，在"反映日常经济运行绩效责任"维度中分别设置了"全面预算管理情况""财务收支情况"和"资产保值增值情况"三个一级指标，并相应地设置了预算收入和预算支出的执行率、经费自给率、成本增长率、资产负债率、总资产和净资产增长率和周转率等二级指标进行评价和考量。

（4）"建立以公益性为导向的考核评价体系，职责履行、社会满意度、费用控制、运行绩效、财务管理等指标，定期组织公立医院绩效考核以及领导干部年度和任期目标责任考核"更是对公立医院领导干部经济责任审计提出了直接要求。由于上文提到的指标已涉及运行绩效和财务管理方面，因此，在"反映政策和计划落实责任"维度中评价公立医院领导干部对于职责履行、社会满意度、费用控制等情况。公益性是新时期医药卫生体制改革的方向，故在"反映政策和计划落实责任"维度中"公益性"是一级指标；而破除以药补医机制、控制医疗费用增长和提高患者满意度是其重点任务，因此设置二级指标"药品耗材收入占医疗收入的比例"，考核公立医院对于取消药品价格加成、转变收入来源的落实情况；通过对门诊和住院病人人均医疗费用的增长情况评价"发挥医保对医疗费用不合理增长的控制作用"，运用患者满意度综合评价其公益性的实现情况。

5.2.3　公立医院领导干部岗位职责依据

我国公立医院领导干部除了承担完成上级部门考核目标的责任外，岗位职责包括以下方面。

（1）认真贯彻国家方针政策和法律法规，全面负责医院的管理工作，包括医疗、教学、科研、预防、行政、人事、财务、后勤和基础建设等。

（2）主持制定、健全医院的医疗业务、行政管理等制度，领导制订医院中长期发展规划、工作计划和改革方案，按期布置、检查、总结工作。

（3）负责组织、检查医疗护理工作，定期深入门诊、病房查房，对存在的问题积极进行整改，不断提高医疗服务质量。

（4）负责组织、检查临床教学、人才培养和业务技术学习。

（5）负责审议医院重要科研计划，鼓励科室开展科研项目，积极支持新技术新项目的引进和开展。

（6）教育职工树立全心全意为人民服务的思想和良好的医德，加强职工思想政治工作，改进医疗作风和工作作风，改善服务态度，开展优质服务。

（7）经常督促检查以岗位责任制为中心的规章制度和技术操作规程的执行，严防差错事故的发生。

（8）根据国家人事制度，组织领导对医院工作人员的考核、任免、奖惩、调配及提升等工作。

（9）加强对后勤工作的领导，检查督促财务收入开支，审查预决算，对开支较大的物资采购计划要严格审查把关，关心职工，创造条件改善职工生活和福利设施。

（10）及时研究处理职工及人民群众对医院工作的意见。

可以看出，公立医院领导干部对医疗、教学、科研、预防、保健等医疗卫生事业的发展负责，因此设置指标对其"事业发展情况"进行考评是很有必要的。

此外，公立医院作为政府体系下的事业单位，其正职领导干部政治面貌通常为党员，因此受到"一岗双责"制度的约束。"一岗"是指一个领导干部的职务所对应的岗位；"双责"就是一个领导干部既要对所在岗位应当承担的具体业务工作负责，又要对所在岗位应当承担的党风廉政建设责任制负责。对于公立医院领导干部来说，除了承担上述的业务管理责任，还需要承担医德医风建设和党风廉政建设的责任，所以在"反映遵循党纪和廉政建设责任"维度中分别对单位和个人的这些情况设置指标进行评价。

5.3　构建指标层次结构

如前所述，参考平衡计分卡理论和层次分析法，从符合上级要求、实现审计目标和医院具体情况、按照实事求是、解决审计问题为原则出发，结合新医改政策，公立医院领导干部经济责任审计评价指标体系主要应当从四个维度选取评价指标：内部控制和管理责任、日常经济运行绩效责任、政策和计划落实责任、遵循党纪、廉政建设责任。

根据模糊层次分析法的原理，按照构建经济责任审计评价指标的递阶层次模型、确定评价指标相对于目标层的权重以及综合量化评价结果三步进行实施。然后逐层分解指标，建立层次结构模型。

第一层是目标层（A），也就是公立医院领导干部经济责任审计评价。

第二层是准则层（B），这一层涵盖4个维度，即内部控制和管理责任、日常经济运行绩效责任、政策和计划落实责任、遵循党纪和廉政建设责任。

第三层是一级指标（C），这一层总共包含11个指标，内部控制和管理责任维度下有3个一级指标，日常经济运行绩效责任下有3个一级指标，政策和计划落实责任下有3个一级指标，遵循党纪和廉政建设责任下有2个一级指标。

第四层是二级指标（D），这一层总共有39个二级指标。

5.3.1　反映内部控制和管理责任的指标

（1）重大经济决策制度情况

根据上文归纳的评价内容，"重大经济决策制度制定、执行情况和效果"，实际上也是医院内部控制和管理的一个重要组成部分，因此应把它纳入"内部控制和管理责任"这一维度之中。由于公立医院领导干部往往是医院重大决策的最终责任人，重大经济决策对于医院的经营发展至关重要，所以在构建评价指标体系时，首先应该考察其重大经济决策制度是否完善，是否符合上级有关规定，评价制度依据是否充分；其次是领导干部进行重大经济决策的程序和内容是否依据制度做到合法合规；最后是在执行层面评价其做出的重大经济决策是否都得到落实。因此，选取重大经济决策制度制定的完备情况、内容及程序的合法合规情况和重大决策的履行情况三个定性指标来覆盖重大经济决策全过程，以实现对于公立医院领导干部决策能力的科学评价。

（2）内部控制制度情况

评价公立医院的内部控制建设，是一个综合性的评价过程，不仅仅涉及内部控制设计的合理性，也会涉及内部控制实际运行情况，因此选取内部控制设计和内部控制执行两个定性指标分别评价其内部控制的设立是否合理、运行是否有效，以期实现对于公立医院领导干部内部控制责任的客观评价。另外需要说明的是，在审计实务中需要通过对一系列内部控制缺陷的考察，从反面评价经济责任履行中的内部控制维度。

（3）合法合规性

资产管理情况，基本建设、维修项目管理情况，机构人员编制情况和三公经费支出情况等是要点中规定的评价内部控制和管理的重点领域，因此除了设置内部控制制度对整体情况做出的评价指标外，还需要对上述管理情况单独设置指标进行评价。

需要说明的是在对上述定性指标进行评价的过程中，审计人员在条件允许的情况下可以设计和借助一些类似"已经/应该"比率指标进行判断，（见表5-3）。

表 5-3　反映内部控制和管理责任的定性指标可借助的定量指标

一级指标	二级定性指标	可借助的定量指标	计算公式
重大经济决策制度情况	重大经济决策制度制定的完备情况	重大经济决策制度制定的完备率	已设立的重大经济决策制度数 / 应设立的重大经济决策制度数 ×100%
	重大经济决策内容及程序的合法合规情况	重大经济决策内容及程序的合法合规率	内容及程序合法合规的重大经济决策数 / 审计期间内做出的全部重大经济决策数 ×100%
	重大经济决策的实现情况	重大经济决策的实现率	已按计划落实的重大经济决策数 / 审计期间内做出的全部重大经济决策数 ×100%
内部控制制度情况	内部控制制度健全情况	内部控制制度健全率	已设立的内控数 / 应立内控数 ×100%
	内部控制制度执行情况	内部控制制度执行率	得到执行的内控数 / 已设立的内控数 ×100%

　　然而在审计实务中，由于关于重大经济决策和内部控制的法律法规和实施细则处于不断的更新和完善之中，且目前不少医院内部信息系统中并没有准确的关于制度和重大经济决策数量的统计数据，因此这方面审计数据难以获取，根据成本效益原则和可操作性原则，不把这类定量指标直接纳入评价体系。此外，如果仅靠上表中的定量比率指标来判断被审计单位的内部控制和管理制度制定及运行情况是有些偏颇、片面和武断的，所以建议审计人员在这一维度以定性指标为主，借助经验和职业判断，对被审计领导干部这方面的经济责任做出更动态、更全面和更综合的评价。

5.3.2　反映日常经济运行绩效责任的指标

　　要点中全面预算管理情况，财务收支情况和资产保值增值情况都是通过财务数据和定量指标来衡量公立医院日常经济运行绩效情况，指标计算公式（见表 5-4）。

表 5-4　反映日常经济运行绩效责任的定量指标计算公式

一级指标	二级指标	定量指标计算公式
全面预算管理情况	预算收入执行率	本期实际收入总额 / 本期预算收入总额 × 100%
	基本支出预算执行率	本期基本支出总额 / 本期预算支出总额 × 100%
	财政性专项支出预算执行率	本期财政性转向支出总额 / 本期预算支出总额 × 100%
	三公经费增长率	（期末三公经费总额 - 期初三公经费总额）/ 期初三公经费总额 × 100%
财务收支情况	经费自给率	（事业收入 + 经营收入 + 其他净收入）/（事业支出 + 经营支出）× 100%
	收入增长率	（期末收入总额 - 期初收入总额）/ 期初收入总额 × 100%
	成本控制率	（期末医疗成本 - 期初医疗成本）/ 期初医疗成本 × 100%
	业务现金流量比率	业务活动产生的现金流量净额 / 流动负债合计期末余额数 × 100%
	收支结余变动率	（期末业务收支结余 - 期初业务收支结余）/ 期初业务收支结余 × 100%
资产保值增值情况	总资产增长率	（期末资产总额 - 期初资产总额）/ 期初资产总额 × 100%
	净资产保值增值率	（期末净资产总额 - 期初净资产总额）/ 期初净资产总额 × 100%
	资产负债率	负债总额 / 资产总额 × 100%
	总资产周转率	收入总额 / 本期平均资产总额 × 100%
	专用基金增长率	（期末专用基金总额 - 期初专用基金总额）/ 期初专用基金总额 × 100%

注：本期指实际审计期间内。

（1）全面预算管理情况

预算是公立医院经济活动的基础，因此其内部的预算编制以及预算管理的水平将直接反映医院管理的各个方面。上文提到全面预算管理程序的评价可以在内部控制情况中进行考量，因此，在这个维度主要衡量预算执行的结果。故选取预算收入执行率、基本支出预算执行率和财政性专项支出预算执行率分别评价公立医院收入与支出预算编制的科学性及其预算执行力。在"厉行节约反对浪费"政策号召下，三公经费的管理情况成为对领导人经济责任审计和单位预算管理的重要内容，三公经费增长率可以审查管理和控制情况。

（2）财务收支情况

对于公立医院领导干部而言，财务收支和资产保值增值情况一直都是经济责任审计重要的考察内容，为了全面反映公立医院领导干部的运行绩效，在进行本文的指标体系设计时，财务收支除了考虑收入和成本各自的增长（收入增长率和成本控制率），还加入了经费自给率和收支结余变动率这两个反映收支的配比情况，以及反映现金流情况的业务现金流量比率。

（3）资产保值增值情况

除了考察总资产和净资产的增长情况（总资产增长率和净资产保值增值率）外，还使用总资产周转率等营运能力指标代理公立医院的经营效率。此外在评价其资产保值增值情况时以风险为导向，用资产负债率来衡量其资产保值增值的方式是否存在较大的财务风险，而专用基金也通常是公立医院存在重大风险的项目。

5.3.3　反映政策和计划落实责任的指标

结合新医改政策的背景和公立医院自身的实际情况，将此维度分为公益性、上级部门考核目标完成情况和事业发展情况，定量指标计算公式（见表5-5）。

表 5-5　反映政策和计划落实责任的定量指标计算公式

一级指标	二级指标	定量指标计算公式
公益性	药品耗材收入占业务收入的比例	药品收入 / 业务收入 ×100%
	门诊病人人均医疗费用变动率	（本期门急诊次均药品费用 – 上期门急诊次均药品费用）/ 上期门急诊次均药品费用 ×100%
	住院病人人均医疗费用变动率	（本期出院病人次均耗材费用 – 上期出院病人次均耗材费用）/ 上期出院病人次均耗材费用 ×100%
	患者满意度	评价满意的被调查患者人数 / 接受调查患者总人数 ×100%
上级部门考核目标完成情况	政府指令性任务完成情况	（定性指标）
	依法依规执业行医情况	（定性指标）
	以前年度审计发现问题整改落实率	本期已整改落实的问题数目 / 以前年度审计发现问题总数 ×100%
事业发展情况	规划与计划完成情况	（定性指标）
	每百名卫技人员科研成果	本期的科研成果 ×100 / 卫技人员数
	每百名卫技人员带教人数（包括实习生、研究生、进修生）	本期带教人数 ×100 / 卫技人员数
	高层次人才占医院工作人员提高比例	（本期高层次人才比率 – 上期高层次人才比率）/ 上期高层次人才比率 ×100%
	职工满意度	评价满意的人数 / 回答有效的被调查员工总人数 ×100%

注：本期指实际审计期间内。

（1）公益性

"公益性"是新时期医药卫生体制改革的方向和目标，评价公立医院领导干部在解决人民"看病难、看病贵"问题的效果成为考核其落实新医改政策责任的一个重要方面。考虑到医药体制改革中要求公立医院"实行医药分开，破除以药养医的机制"，因此设置了"药品耗材收入占医疗收入的比例"这一指标；减轻病人的医疗费用的问题方面，将门诊病人和住院病人分开核算其费用变动率，"患者满意度"来综合衡量公立医院为服务的效果性。

（2）上级部门考核目标完成情况

公立医院完成上级部门考核目标情况也是医院领导干部的经济责任之一，包括政府指令的公共卫生任务、突发事件卫生应急和医疗救治、支农支边等任务完成情况；公立医院是否依照行业准则其人员是否遵循职业道德的情况；医院是否将以前年度审计发现问题进行整改，有无屡查屡犯的现象等。

（3）事业发展情况

除了来自患者和上级部门方面的评估，医院内部自身的事业发展情况也需要受到重视，首先是医院领导干部的规划与计划完成情况，包括其制定的中长期规划发展和年度计划的完成及效果；其次是医院对科研、教学、人才建设等事业的完成效果，以及其职工的满意度，分别用每百名卫技人员科研成果、每百名卫技人员带教人数（包括实习生、研究生、进修生）、高层次人才占医院工作人员提高比例、职工满意度来计算和评价。

5.3.4　反映遵循党纪和廉政建设责任的指标

近些年来公立医院医疗腐败案件频发，涉及金额巨大，影响深远，与改革"公益性"的要求背道而驰，严重损害了人民群众的利益，这其中与公立医院领导干部的责任都存在直接和间接的关系。因此，在设计评价指标时，从单位和个人两个层面来进行考量，在单位层面先在制度方面评价单位党风廉政建设制度的制定与执行情况，再用单位违规金额比率衡量单位的违规情况；在个人层面分别用个人违规资金比率和个人损失浪费比率来评价公立医院领导干部的个人廉洁自律情况。定量指标计算公式（见表5-6）。

表 5-6　反映遵循党纪和廉政建设责任的定量指标计算公式

一级指标	二级指标	定量指标计算公式
单位党风廉政建设情况	党风廉政建设制度的制定与执行情况	（定性指标）
	单位违规金额比率	本期单位违规总金额 / 本期审计总金额 ×100%
个人廉洁自律情况	个人违规资金比率	本期个人违规金额 / 本期审计总金额 ×100%
	个人损失浪费比率	本期个人违规金额 / 本期审计总金额 ×100%

注：本期指实际审计期间内。

综上所述，最终确定的综合评价指标体系见（表 5-7）。

表 5-7　公立医院领导干部经济责任审计综合评价指标体系

维度 B	一级指标 C	二级指标 D
内部控制和管理责任 B1	重大经济决策制度情况 C1	重大经济决策制度制定的完备情况 D1
		重大经济决策内容及程序的合法合规情况 D2
		重大决策的实现情况 D3
	内部控制制度情况 C2	内部控制制度健全情况 D4
		内部控制制度执行情况 D5
	合法合规性情况 C3	机构人员编制情况 D6
		基本建设、维修项目管理情况 D7
		资产管理情况 D8
		三公经费支出合规情况 D9
日常经济运行绩效责任 B2	全面预算管理情况 C4	预算收入执行率 D10
		基本支出预算执行率 D11
		财政性专项支出预算执行率 D12
		三公经费增长率 D13
	财务收支情况 C5	经费自给率 D14
		收入增长率 D15
		成本控制率 D16
		业务现金流量比率 D17
		收支结余变动率 D18
	资产保值增值情况 C6	总资产增长率 D19
		净资产保值增值率 D20
		资产负债率 D21
		总资产周转率 D22
		专用基金增长率 D23
政策和计划落实责任 B3	公益性 C7	药品耗材收入占医疗收入的比例 D24
		门诊病人人均医疗费用变动率 D25
		住院病人人均医疗费用变动率 D26
		患者满意度 D27

续表

维度 B	一级指标 C	二级指标 D
政策和计划落实责任 B3	上级部门考核目标完成情况 C8	政府指令性任务完成情况 D28
		依法依规执业行医情况 D29
		以前年度审计发现问题整改落实率 D30
	事业发展情况 C9	规划与计划完成情况 D31
		每百名卫技人员科研成果 D32
		每百名卫技人员带教人数（包括实习生、研究生、进修生）D33
		高层次人才占医院工作人员提高比例 D34
		职工满意度 D35
遵循党纪和廉政建设责任 B4	单位党风廉政建设情况 C10	党风廉政建设制度的制定与执行情况 D36
		单位违规金额比率 D37
	个人廉洁自律情况 C11	个人违规资金比率 D38
		个人损失浪费比率 D39

5.4 计算评价指标权重

本文利用层次分析法对前文确定的指标体系进行权重赋予。层次分析法（Analytic Hierarchy Process，简称 AHP 法）由美国萨蒂教授（T.L.Satty）在 1997 年时正式提出，指将一个复杂的多目标决策问题作为一个系统，将目标分解为多个目标或准则，进而分解为多指标（或准则、约束）的若干层次，通过定性指标模糊量化方法算出层次单排序（权数）和总排序，以作为目标（多指标）、多方案优化决策的系统方法。由上述定义我们可以看出，层次分析法最大特点就是在于能够结合定性与定量分析，其理论核心在于"复杂的问题可以简单化"。它将决策问题按总目标、各层子目标、评价准则直至具体的备投方案的顺序分解为不同的层次结构，然后用求解判断矩阵特征向量的办法，求得每一层次的各元素对上一层次某元素的优先权重，最后以加权和的方法递阶归并各备择方案对总目标的最终权重，此最终权重最大者即为最优方案。层次分析法最初经常被运用于对同一目标其中存在多个方案时进行的最终优化决策中。由于层次分析法比较适合于具有分层交错评价指标的目标系统且目标值又难于定量描述的决策问题，因此通常被研究人员用来作为客观、科学确定指标权重的一种特殊方法如图5-1所示。

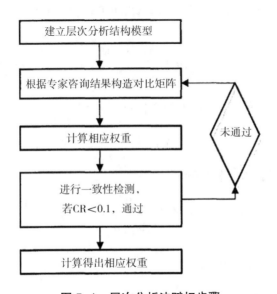

图5-1　层次分析法赋权步骤

（1）建立层次分析结构模型。

（2）根据专家咨询结果构造对比矩阵。通过向在医疗卫生行业审计方面具有丰富专业知识和实践经验的专家发放问卷，邀请他们根据传统的九级评价标度对体系中的指标两两相互比较，按其重要性程度评定等级并赋值（见表5-8），分值越大表示指标相对而言越重要。

表 5-8　各级评价标度说明

评价标度（评价分值）	含义
1	两个因素重要性水平相当
3	两个因素中一个因素重要于另一个，且重要程度一般
5	两个因素中一个因素重要于另一个，且重要程度较为显著
7	两个因素中一个因素重要于另一个，且重要程度显著
9	两个因素中一个因素重要于另一个，且重要程度极为显著
2，4，6，8	分别表示以上两个相邻评价标度的中间值

根据专家打分结果，可以形成具体的模糊评价矩阵 A。

$$A = \begin{bmatrix} a_{11} & \cdots & a_{1m} \\ \vdots & \ddots & \vdots \\ a_{i1} & \cdots & a_{im} \end{bmatrix}$$

（3）根据矩阵数值，计算初始权重系数 W_i。

$$W_i' = \sqrt{a_{i1}a_{i2}a_{i3}\cdots a_{im}}$$

（4）计算归一化权重系数。

$$W_i = \frac{W_i'}{\sum_{i=1}^{m} W_i'}$$

（5）进行一致性检验。

①计算最大特征根：

$$\lambda_{\max} = \sum_{i=1}^{n} \frac{(AW_i)}{nW_i}$$

②计算一致性指标：

$$CI = \frac{\lambda_{\max} - n}{n-1}$$

③查表 5-9，判断矩阵平均随机一致性指标 RI。

表 5-9　平均随机一致性指标

n	1	2	3	4	5	6	7	8	9	10
RI	0	0	0.58	0.9	1.12	1.24	1.32	1.41	1.45	1.49

④计算随机一致性比率：

$$CR = \frac{cl}{Rl}$$

当 $CR < 0.1$ 时，可以判断矩阵具有满意的一致性，可以通过一致性检测。

⑤通过相乘法计算每个具体指标相对应总体的组合权重。

本文用相乘法计算每个指标相对总体的组合权重。构建各层次指标的判断矩阵，并计算各指标分别对应的权重以及组合权重。

本文以某专家对综合指标中四个维度因素之间的相对重要性判定矩阵为例，演示指标权重计算过程。判定矩阵（见表 5-10）。

表 5-10　某专家对各准则要素的相对重要性判定矩阵权重计算结果

判断矩阵	B1	B2	B3	B4	Wi
B1	1	1/2	1	1	0.1948
B2	2	1	2	3	0.4254
B3	1	2	1	2	0.2306
B4	1	1/3	1/2	1	0.1492
最大特征根：$\lambda_{max} = 4.0459$；判断矩阵一致性比例：$CR = 0.017$；可以通过一致性检测					

其他层次指标的计算过程与这部分类似，因此不再重复进行演示，所有问卷数据经过修正后均通过了一致性检验，最终对所有指标权重进行算术加权平均获取最终的权重标准。为了计算方便，将权重取四位小数，最终结果如表 5-11 所示。

表 5-11 指标体系组合权重

维度	维度权重	一级指标	一级指标权重	二级指标	二级指标权重	组合权重
内部控制和管理责任	0.3037	重大经济决策制定、执行情况和效果	0.4015	重大经济决策制度制定的完备情况	0.3390	0.0413
				重大经济决策内容及程序的合法合规情况	0.3227	0.0393
				重大经济决策的实现情况	0.3383	0.0413
		内部控制制度情况	0.3176	内部控制制度健全情况	0.5245	0.0506
				内部控制制度执行情况	0.4755	0.0459
		合法合规性	0.2809	机构人员编制情况	0.2358	0.0201
				基本建设维修项目管理情况	0.2458	0.0210
				资产管理情况	0.2536	0.0216
				三公经费支出合规情况	0.2648	0.0226
日常经济运行绩效责任	0.2457	全面预算管理情况	0.3802	预算收入执行率	0.2256	0.0211
				基本支出预算执行率	0.2444	0.0228
				财政性专项支出预算执行率	0.2559	0.0239
				三公经费增长率	0.2741	0.0256
		财务收支情况	0.3178	经费自给率	0.2424	0.0189
				收入增长率	0.1000	0.0078
				成本控制率	0.1081	0.0084
				业务现金流量比率	0.2198	0.0172
				收支结余变动率	0.3297	0.0257
		资产保值增值情况	0.3020	总资产增长率	0.2031	0.0151
				净资产保值增值率	0.0997	0.0074
				资产负债率	0.1810	0.0134
				总资产周转率	0.3186	0.0236
				专用基金增长率	0.1976	0.0147
政策和计划落实责任	0.2496	公益性	0.3608	药品耗材收入占医疗收入的比例	0.3354	0.0302
				门诊病人人均医疗费用变动率	0.2021	0.0182
				住院病人人均医疗费用变动率	0.2029	0.0183
				患者满意度	0.2596	0.0234
		上级部门考核目标完成情况	0.3338	政府指令性任务完成情况	0.3042	0.0253
				依法依规执业行医情况	0.2888	0.0241
				以前年度审计发现问题整改落实率	0.4070	0.0339
		事业发展情况	0.3054	规划与计划完成情况	0.3388	0.0258
				每百名卫技人员科研成果	0.1556	0.0119
				每百名卫技人员带教人数（包括实习生、研究生、进修生）	0.1437	0.0110
				高层次人才占医院工作人员比例	0.1232	0.0094
				职工满意度	0.2387	0.0182

维度	维度权重	一级指标	一级指标权重	二级指标	二级指标权重	组合权重
遵循党纪和廉政建设责任	0.2010	单位党风廉政建设情况	0.4854	党风廉政建设制度的制定与执行情况	0.5003	0.0488
				单位违规金额比率	0.4997	0.0488
		个人廉洁自律情况	0.5146	个人违规资金比率	0.5047	0.0522
				个人损失浪费比率	0.4953	0.0512

5.5　确定指标评价标准

本文采用百分制赋值方法，即每项二级指标满分均为 100 分，根据实际情况及有关文件划定等级和评分。本文制定的评分细则主要参考了国家卫生和计划生育委员会或原卫生部出台的相关文件：《医院管理评价指南（2008 年版）》《三级综合医院评审标准（2011 年版）》《三级综合医院医疗质量管理与控制指标（2011 年版》）等。

5.5.1　定性指标标准确定

对于定性指标，按惯例采用评级量表法，根据各定性指标的审计评价和特点，将指标的考核结果分成四个评分等级，并且说明每一等级的表现，由考评者对每一评价项目的表现对照具体的要求做出评价和定级。

（1）重大经济决策管理制度的制定情况

一是审查被审计领导干部任职期间，是否建立健全了工作规则、议事规则、"三重一大"等经济决策管理制度，重点关注重大经济决策管理制度是否建立健全，是否存在决策管理制度缺失等问题。二是审查决策管理制度中是否明确了需要集体决策的重大经济事项的种类、范围和标准，以及决策程序、决策权限、相应的监督检查和责任追究等保障制度，重点关注相应保障制度是否完善、执行是否有效。

（2）重大经济决策内容及程序的合法合规性

重点审计有关国有资产、重大项目等重大经济决策事项的内容是否符合有关经济法律法规、党和国家关于经济工作的方针政策和决策部署，是否存在违规决策、越权审批等问题。重点审计重大经济决策事项的决策程序和过程，是否符合有关法律法规和决策管理制度的规定，是否做到依法、科学、民主决策。决策事项事前是否经过充分的可行性研究，是否坚持会议讨论、集体决策，是否存在未经重新决策自行调整决策实施内容的问题，有无存在违反程序、盲目决策和擅自决策等问题。决策过程和决策结果有无完整的会议记录和会议纪要。

（3）重大经济决策的履行效果

重点审计决策执行过程中有关监督和保障措施是否有效，决策事项的经济效益、社会效益和环境效益等预期目标是否实现。采购资产有无入账不及时形成账外资产，长期闲置造成浪费等问题。建设工程项目有无未按照设计施工，擅自决策，导致工程存在质量隐患，发生安全事故等问题。新建、扩建、装修改造等工程建设项目有无擅自超标装修或改扩建造成损失浪费或未发挥应有效益等问题。

（4）内部控制制度设立

审查医院业务、财务、预算、收支、资产、建设项目、政府采购和内部审计监督等制度的建立健全情况，审计各项管理制度是否符合有关法律法规和相关财经法规。

（5）内部控制制度执行

审查医院业务、财务、预算、收支、资产、建设项目、政府采购和内部审计监督等制度在实际工作中是否认真执行并达到预期效果。

（6）机构人员编制情况

主要审查内设机构的设置是否符合市相关主管部门的要求；人员编制核定与实际人员配备情况；领导职数核定与实际配备情况；编外人员使用情况等；是否存在突破工资总额等情况。

（7）基本建设、维修项目管理情况

①审查建设工程项目建设情况。关注工程项目是否经过充分的可行性研究，是否集体讨论进行科学民主决策；是否存在前期论证不充分，后期调整未履行相关审批手续；重大洽商变更，是否未重新履行相关审批手续的问题；是否按照规定招投标，有无不招标、将建设工程"化整为零"拆分，规避公开招投标或围标串标，有无不履行或不正确履行工程项目管理职责，造成施工单位转包或者违法分包工程；是否存在先施工后招标或后签合同的问题以及领导干部干预或者插手建设工程，或涉嫌利益输送等问题。

②审查建设工程项目财务情况。关注工程款结算是否合规，依据是否充分，有无工程结算价格虚高，未按合同约定，提前支付工程款问题。审查资金来源和使用是否合规，有无挪用、转移、侵占、出借项目建设资金问题。

（8）资产管理情况：审查国有资产的购置、管理、使用和处置情况

①审查资产购置情况。审查重大国有资产采购是否经集体研究决策，采购方式是否合规，是否有意规避公开招投标；是否严格执行采购合同，

有无提前支付款项等问题；是否存在先执行、后签合同的问题；采购资产有无入账不及时形成账外资产等问题。

②审查资产管理、使用情况。审查是否定期组织盘点、是否存在大量资产盘盈、盘亏、长期闲置造成浪费、资产处置随意或堆积大量待报废资产不处理等问题。

③审查重大资产处置情况。重点关注资产的出售、报废等处置是否遵守有关规定。有无未按规定公开交易、低价变现出售国有资产，造成国有资产流失问题，或未经党委集体研究和中介机构评估、未报上级主管部门审批问题；有无实际处置未严格按批准后的方案执行等问题；有无应收未收少收国有资产处置收益问题。

④审查国有资产对外出租、投资担保情况。审查有无未经批准违规对外投资、担保、出租、出借、举办经济实体等问题：有无租赁价格低于市场价格，应收未收少收租金收入，租金收入未按规定上缴入库，坐收坐支或形成账外资金问题；对外投资项目是否根据协议依法履行，效益是否良好，有无国有资产损失、浪费等问题。

⑤审查下属经营机构的情况。审查涉及医院将房屋（土地）租赁给下属经营机构的事项，按国有资产对外出租、投资担保情况进行审查；有无梳理下属经营机构存在的问题，并提出整改计划，是否按照整改计划进行整改；是否存在双方会计主体不清，互相列收列支等问题。

（9）三公经费支出合规情况

①关注是否在下属经营机构列支"三公"经费，违规购买高档烟酒；接待费接待手续不齐全、同城接待；擅自改变出国行程，出国时限超规定；

违规向下属经营机构借用车辆；违规发放津补贴、绩效工资、加班费等问题。

②审查是否在公车改革后仍报销干部职工公务交通补贴保障区域内的交通费；审查是否违规将救护车等用于一般公务用途，突破政策界限。

③审查食堂、下属经营机构收支情况。关注在食堂、下属经营机构违规列支招待费、发放福利、套取资金等问题。有无在食堂和内部接待中心将非公务活动纳入接待范围问题；有无将不便在医院财务报销的接待等支出转移到食堂、下属经营机构，隐瞒接待费等支出问题；有无以会议费、培训费名义补贴食堂、下属经营机构，搞职工福利问题；有无在食堂、下属经营机构报销虚假不合规票据，套取现金等问题。

④审查科研经费使用，特别关注是否存在真发票、假事项套取科研经费的问题。

⑤审查资金出借情况。有无资金出借长期未收回形成损失、出借资金未收取占用费、个人（特别是领导干部）借款长期不归还、对外借款审批手续不规范等问题。

⑥审查出国是否履行相关报批手续，有无批准文件，是否进行换汇手续，是否存在持因私护照出国的情况。

（10）政府指令性任务完成情况

审查医院出台的具体政策措施效果情况。全面了解被审计领导干部及其所在医院是否全面贯彻执行党中央和国务院、上级主管部门有关方针政策和决策部署。重点关注被审计医院在医药分开综合改革、便民惠民医疗管理机制和服务模式、以公益性为核心的绩效考核与评价、现代医院管理制度等方面，医院是否出台具体政策措施，出台的措施和政策是否有效促进政策落地和发挥实效。揭示和查处不作为、慢作为、假作为、乱作为；上级政策执行不到位、不全面的问题。审查医院出台的政策措施依法依规情况。审查医院领导干部在履职过程中出台的各项措施和政策是否与中央和省（市）委、省（市）政府有关方针政策、决策部署相违背，是否符合被审计医院的实际情况。

（11）依法依规执业行医情况

评价是否存在因领导干部履职不到位造成较大社会影响事件。通过查阅省（市）主管厅（局）对于被审计医院是否存在负面事件及处理意见，医院院办、医务处、纪委有关事件结论和调查报告，医院年度总结，满意度调查结果，领导干部办公会记录等，约谈主管处（科）室和当事人，评价医院是否存在因履职不到位造成较大社会影响事件。

（12）规划与计划完成情况

审阅医院的中长期发展规划和年度计划、医院年度总结、医院年度绩效目标和考核结果，将规划和计划设定的目标及需完成的事项进行对比，是否全部完成，是否充分体现了医疗服务的作用。审查是否存在与中央、省（市）委市政府市主管局决策部署相背离，与本医院实际相脱离等问题，是否存在未完成、完成不到位、不全面等问题。

（13）党风廉政建设制度的制定与执行情况

①审查廉洁从政制度是否建立、健全，执行是否到位、有效。关注被审计领导干部对医院所属领导干部严重违纪违法行为、其他违反有关廉洁从政规定情况和落实中央"八项规定"、厉行节约相关要求的问题隐瞒不报、

压案不查、未追究责任或责任追究处理决定不落实、未及时督促下级予以纠正等问题。

②审查被审计领导干部本人其他违反有关廉洁从政规定情况和落实中央"八项规定"、厉行节约相关要求情况。

是否存在违规公款职务消费、是否存在个人经济问题、利用职权为他人谋取不正当利益、在下属经营机构或协会商会任兼职取酬、长期借用公款、公车、违规多占办公用房、个人住房、因私侵占公共财物等问题。

根据以上各个定性指标需要审计的内容，对该定性指标做出相应的定级和分值评价，每一等级对应最低分数（见表5-12），审计和评价人员可根据实际情况在对应的等级内将相应的分数做出调整。

表 5-12　定性指标评分标准表

二级指标	指标分级评价标准			
	优秀[90~100]	良好[75~89]	合格[60~74]	不合格[0~60]
重大经济决策制度制定的情况	健全完善	完善度很高	基本完善	不完善
重大经济决策内容及程序的合法合规性	完全合法合规	大多合法合规	基本合法合规	不合法合规
重大经济决策的履行效果	完全履行	大多履行	基本履行	不履行
内部控制制度设立	健全完善	完善度很高	基本完善	不完善
内部控制制度执行	运行有效	总体运行有效	基本运行有效	运行无效
机构人员编制情况	完全合法合规	大多合法合规	基本合法合规	不合法合规
基本建设、维修项目管理情况	完全合法合规	大多合法合规	基本合法合规	不合法合规
资产管理情况	完全合法合规	大多合法合规	基本合法合规	不合法合规
三公经费支出合规情况	完全合法合规	大多合法合规	基本合法合规	不合法合规
政府指令性任务完成情况	全部完成	总体完成	基本完成	未完成
依法依规执业行医情况	完全合法合规	大多合法合规	基本合法合规	不合法合规
规划与计划完成情况	全部完成	总体完成	基本完成	未完成
党风廉政建设制度的制定与执行情况	健全有效	总体健全有效	基本健全有效	不健全且无效

5.5.2　定量指标分值确定

对于定量指标，我们可以采用目标管理法，将目标阈值设置为不同的分值，再将各定量指标数值与预设阈值进行比较，每段分数段的预设阈值对应该分数段的最低分，审计和评价人员可根据实际情况在对应的等级内将相应的分数做出调整，从而得到评价结果。具体情况（见表5-13）。

表5-13　定量指标评分标准表

二级指标	指标分级评价标准			
	优秀[90-100]	良好[75-89]	合格[60-74]	不合格[0-60]
预算收入执行率	≥ 100%	≥ 90%	≥ 85%	< 85%
基本支出预算执行率	≥ 100%	≥ 90%	≥ 85%	< 85%
财政性专项支出预算执行率	≥ 100%	≥ 90%	≥ 85%	< 85%
三公经费增长率	≤ 5%	≤ 10%	≤ 15%	> 15%
经费自给率	≥ 100%	≥ 90%	≥ 70%	< 70%
收入增长率	≥ 10%	≥ 5%	≥ 0	< 0
成本控制率	≤ 0	≤ 5%	≤ 10	> 10%
业务现金流量比率	≥ 90%	≥ 80%	≥ 70%	< 70%
收支结余变动率	绝对值≤ 5%	绝对值≤ 7%	绝对值≤ 10%	绝对值> 10%
总资产增长率	≥ 10%	≥ 5%	≥ 0	< 0
净资产保值增值率	≥ 10%	≥ 5%	≥ 0	< 0
资产负债率	≤ 30%	≤ 40%	≤ 50%	> 50%
总资产周转率	≥ 90%	≥ 80%	≥ 70%	< 70%
专用基金增长率	≥ 20%	≥ 10%	≥ 5%	< 5%
药品耗材收入占医疗收入的比例	≤ 30%	≤ 40%	≤ 50%	> 50%
门诊病人人均医疗费用变动率	≤ 0%	≤ 2%	≤ 5%	> 5%
住院病人人均医疗费用变动率	≤ 0%	≤ 2%	≤ 5%	> 5%
患者满意度	≥ 95%	≥ 90%	≥ 85%	< 85%
以前年度审计发现问题整改率	≥ 95%	≥ 90%	≥ 85%	< 85%
每百名卫技人员科研成果	≥ 50 项	≥ 30 项	≥ 10 项	< 10 项

续表

二级指标	指标分级评价标准			
	优秀[90–100]	良好[75–89]	合格［ 60–74]	不合格［ 0–60]
每百名卫技人员带教人数（包括实习生、研究生、进修生）	≥ 50 人	≥ 30 人	≥ 10 人	＜ 10 人
高层次人才占医院工作人员提高比例	≥ 10%	≥ 5%	≥ 0	＜ 0
职工满意度	≥ 95%	≥ 90%	≥ 85%	＜ 85%
单位违规金额比率	≤ 2%	≤ 5%	≤ 8%	＞ 8%
个人违规资金比率	≤ 2%	≤ 5%	≤ 8%	＞ 8%
个人损失浪费比率	≤ 2%	≤ 5%	≤ 8%	＞ 8%

采用综合百分制方法，即每项二级指标满分均为 100 分，根据实际情况及评分标准划定等级和评分，再分别乘以各个二级指标的权重，进行加权求和得到综合评分，分值的评估等级（见表 5–14 ）。

表 5–14　经济责任审计评价分值等级表

分数说明	[90–100]		[80–90]		[70–80]		[60–70]		[60–0]
	[95–100]	[90–95]	[85–90]	[80–85]	[75–80]	[70–75]	[65–70]	[60–65]	
等级	A+	A	B+	B	C+	C	D+	D	E
类型	优秀		良好		中等		合格		不合格

5.6　评价方法

对公立医院院长任职期间履职情况实施评价，应在对比分析院长任职期间政策执行情况，医院内部控制情况、重要经济决策、事业发展情况、日常经济运行情况以及党风廉政建设情况后进行评分。对公立医院院长经济责任审计评价采用定性与定量相结合的方法，定性与定量相结合是指对定性指标，以审计收集的事实资料为基础，依靠审计人员的专业知识与经

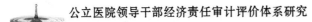

验积累分析其内在实质，按照评价标准，给与量化打分。定量评价指根据收集的原始数据，运用相应公式进行计算，计算结果参考拟定的标准进行量化打分。

在进行审计综合评价时基于定量评价的基础上进行定性评价。基于前文设计的公立医院院长经济责任审计评价指标体系，本文建立的综合评价模型如下：

$$X_{总} = \sum_{t=1}^{n} W_t \times S_t$$

其中，$X_{总}$为院长经济责任审计各维度指标的最终评价得分，模型中的 W 为经过数学计算所获取的各项具体指标的权重，而 S_t 为通过经济责任审计实务操作所获取的各具体指标得分。

根据综合评价模型得出的总得分，进行定性描述，其中 90 分以上评为优秀，80-90 分之间评为良好，70-80 分之间评为合格，70 分以下评为不合格。

5.7　评价范围

经济责任审计的范围与公立医院院长应履职的范围应当保持一致，该范围也是经济责任审计总体评价的范围。在构建经济责任审计总体评价的基本构架时，审计人员应保持审计对象的范围与用于衡量审计对象经济责任履行情况的目标性数据和指标的覆盖范围尽可能一致，与审计方案、审计实施方案保持一致。做到审计什么，就评价什么。

5.8　综合评价

5.8.1　评价基础：经济决策的产生及其结果

公立医院贯彻执行党中央、国务院方针政策，执行国家医疗卫生改革发展战略规划、内部控制制度、财务管理和资产管理制度等，都与医院的领导班子特别是主要领导人员的决策密切相关，经济责任审计评价首先围绕经济决策的制定与执行开展，并确定审计的重点和方向，不仅要肯定该项经济决策所付出的努力及取得的业绩，还要指出该项经济决策所存在的问题。

（1）对决策制度、程序和内容进行审计

决策制定是履行经济责任的初始环节，通过决策事项确定经济责任审计的方向和重点，同时决策制定也是审计的重点和需要评价的内容。在进行经济责任评价时，不仅要指出履行经济责任取得的业绩与问题，更要指出决策是如何制定的，还要通过审计评价决策机制的科学性、决策程序的民主性、决策事项的合法合规性。同时，也可以了解和参考领导人员的个性特征或履职特点，作为其做出经济决策的说明和印证。

审计决策制度，评价决策机制的科学性主要有如下几个方面。

①"有没有决策制度"，通过查看医院有关规章制度，审计公立医院领导人员任职期间是否建立"三重一大"等决策制度，评价决策制度的建立情况。

②"是不是执行决策制度"，通过查看会议记录等资料，审计经济决策是否结合实际情况，按照相关制度对党中央重大经济方针政策等事项进

行细化，评价决策制度的执行情况。

③"该决策的是不是都决策了"，通过座谈、查阅材料等形式，审计经济决策是否涵盖重要项目工程、重要人事任免、大额资金使用等必须经过集体决策的事项，以此评价决策制度覆盖的全面性。

审计决策程序，评价决策过程的民主性主要有如下两个方面。

①对经济决策的前期酝酿和动议情况进行审计，各项决策是否进行了充分的论证和调研，评价决策准备阶段的科学性。

②对经济决策的过程进行审计，各项经济决策是否按照约定人数和表决方式开展，是否存在以通报替代集体决策、会议记录不完整及缺少决策环节的情况，是否对反对意见进行了回复和解释，以此评价决策实施阶段的民主性。

审计决策内容，评价决策事项的合法合规性主要有如下两个方面。

①从决策内容合法合规的角度来看，审计经济决策内容是否遵守法律法规以及单位规章制度，是否符合党中央重大经济方针政策，是否符合国家产业政策、规划发展方向，评价决策内容的合法合规性。

②从决策内容的可实施性角度来看，调阅重大工程项目、大额资金使用等事项的实施方案、管理资料等，审计是否符合医院改革发展的需要，是否能够落地实施，是否制定相应的工作方案、明确工作任务的分工和时间安排，以此评价为推动落实经济责任所制定实施的计划是否具体和可执行。

（2）对决策执行产生的结果进行审计

决策执行产生的结果是履行经济责任的最终环节。根据党中央的最新要求和改革发展方向，结合规定，从公立医院审计的实践出发，公立医院领导人员履行经济责任的主要内容概括为以下七个方面。

①审计国家重大政策措施贯彻落实是否到位；是否存在改革试点工作推进缓慢、未按期完成相关改革任务等问题，评价履行经济责任过程中落实党中央重大决策部署情况。

②审计公立医院发展战略规划是否符合国家中长期发展规划、专项发展规划、行业发展政策等；是否与医院自身发展定位相符合相适应；是否在医院发展战略规划的实施过程中进行检查督促；是否根据形势变化在公立医院发展战略规划的实施过程中及时进行调整，评价履行经济责任过程中落实公立医院发展战略规划情况。

③审计是否存在重大项目决策不当，造成资产损失浪费的问题；是否存在重大事项党组织决策前置程序不完善产生问题等，评价履行经济责任过程中落实重大经济决策情况。

④审计是否存在治理结构不健全；是否存在重大风险隐患防控不到位等问题，评价履行经济责任过程中医院法人治理结构和内部控制管理情况。

⑤审计是否存在公立医院营运业绩不实，财务管理不规范；医药卫生体制改革缺乏有效协同机制以及公共卫生"大健康"和医疗保障政策执行不严等问题，评价履行经济责任过程中财务收支和资产（资源）使用管理情况。

⑥审计是否存在违反中央八项规定及实施细则精神、党风廉政纪律、个人廉洁从政等，评价履行经济责任过程中领导人员廉洁从业情况。

⑦关注公立医院以往审计发现问题的整改情况，评价履行经济责任过

程中审计整改情况。

5.8.2 评价主体：单一评价主体向多元评价主体的融合

在目前公立医院经济责任审计评价中，主要由内部审计部门根据审计内容做出评价，领导小组其他成员单位并不直接参与经济责任审计评价。在实际工作中，每个成员单位在公立医院的监督与管理中均承担了一定的职能，对公立医院领导人员履行经济责任都掌握不同的情况，在进行经济责任审计评价时，可以根据各自掌握的情况共同参与，实现评价主体从单一评价主体向多元评价主体的过渡，进而增加评价结论的全面性和客观性。

（1）从评价目标上看，领导小组成员单位关注的重点有所不同

领导小组成员单位在公立医院监督与管理中承担的职责不同，所追求的评价目标、关注的评价重点也有所不同。比如，组织部门作为领导干部培育、选拔、管理、使用的部门，重点关注公立医院领导人员的政治表现、能力素质、工作业绩、廉洁从业和履行"一岗双责"等情况，基本上覆盖领导人员管理的各个环节；政府行政主管部门等监督管理部门作为履行公立医院出资人职责的部门，维护的是所有者权益，重点关注公立医院领导人员是否促进实现保值增值、高质量发展。

此外，如前所述，不同类型的公立医院评价目标的区别使得所采用的评价方法和评价体系也有所区别，通常按照《公立医院领导人员管理规定》，主要从综合管理、绩效管理、党建管理三个维度构建公立医院领导人员考核评价体系，由内部民主测评、外部管理部门评价等共同形成评价结论，以此对公立医院领导干部的经济责任做出评价。

（2）从评价内容上看，领导小组成员单位关注的内容都会涉及经济责任的履行，可以相互补充、相互印证

公立医院作为审计客体，在领导小组成员单位的监督和管理中都会关注经济责任的履行。比如，组织人事部门在干部管理过程中需要考核领导人员的德能勤绩，作为评价领导干部能力的重要指标。从规定要求来看，财务收支也是经济责任审计的重要内容之一，但是内部审计部门关注的是财务收支的真实性、合法性和效益性。因此，对于履行经济责任来说，财务管理部门和内部审计部门的评价结论可以相互补充，使领导干部业绩的数据更加客观和真实。

另外，对于廉洁从业来说，纪检监察等监督部门通过监督检查、年度考核等形式评价领导人员廉洁从业情况。审计部门则从经济事项的决策入手，通过审计决策制度、程序、内容以及所产生的经济后果的角度出发，评价廉洁从业。因此，在廉洁从业方面，不同部门的评价结论可以相互印证，使廉洁从业的评价结论更加全面。

（3）从评价形式上看，领导小组成员单位可以采取票决、函询等形式共同参与评价

通过对领导小组成员单位评价目标和评价内容的对比不难发现，虽然不同单位的评价目标、评价重点、评价方法有所不同，但评价内容都会涉及经济责任的履行，并且可以从不同角度对同一经济责任进行分析，相互补充、相互印证，因此评价主体的多元化将有利于更加全面、客观地评价公立医院领导人员。

在进行经济责任审计评价时，由审计部门根据审计内容做出综合评价，

一方面审计部门主导和完成了经济责任审计，另一方面审计部门做出的评价可以作为领导小组其他成员单位评价的参考。领导小组其他成员单位以审计部门的评价为依据，并结合各自掌握的主要领导人员的情况，通过票决、函询等形式共同参与到评价过程中，最后形成更具客观性、全面性的评价结论。

5.8.3 评价结论：审计部门与领导小组综合评价的结合

形成评价结论是经济责任审计的最后环节。由审计部门根据审计内容，确定公立医院领导人员的评价等次，之后将评价等次、评价基础、审计内容一并提供给领导小组成员单位发表意见，使之共同参与到评价过程中形成最终的评价结论。

（1）审计机关对公立医院领导人员做出综合评价

确定经济责任审计综合评价等次。

①确定重大事项的标准。比如，以该事项的金额、对公立医院改革发展的影响、产生的社会、舆论影响等作为标准，并以此标准进行筛选。

②对审计过程中核实的业绩和发现的问题进行筛选。

③对筛选后的重大业绩与问题，在遵循"三个区分开来"的前提下区分决策是否正确，如果决策程序正确，对重大业绩需要进行肯定，对负面的重大问题，评价在具体执行过程中领导人员所承担的责任；如果决策程序有问题，对重大业绩要实事求是地进行分析，评价领导人员在决策时是否承担责任，对负面的重大问题，评价领导人员所承担的责任，要深入调查是否存在违法违纪问题线索。

④根据所有重大业绩与问题中领导人员在决策制定和执行过程中所承担的责任作为评价基础，并结合谈话、查阅资料等掌握的情况确定评价等次，以"优、良、一般、差"作为评价等次，确定公立医院领导人员经济责任审计综合评价等次。

形成简要的综合评价结论报告。

目前公立医院领导人员经济责任审计报告的内容主要包括：审计的法律依据、审计对象范围、审计查阅资料范围、基本情况、审计结果、审计建议、附件（含审计发现的其他问题、审计发现问题汇总表）。从严谨和专业的角度考虑，审计部门严格履行程序，严格依法依规，严格在职权范围内开展工作，但这也使得审计报告篇幅过长，影响了报告的可读性和可理解性。

因此，在现有"两个报告"（审计结果报告和审计工作报告）基础上形成简要的综合评价结论报告，主要包括：一是公立医院领导人员的个性特征或履职特点，该内容可以为领导人员所做出经济决策提供说明和印证，还能够更好地突出定性评价，可以利用谈话、查阅资料等掌握的情况对领导人员的个性特征和履职特点进行描述；二是公立医院领导人员履行经济责任的主要业绩和问题，列举履行经济责任过程中取得的重大业绩和问题；三是公立医院领导人员履行经济责任的综合评价等次。

（2）领导小组对公立医院领导人员进行综合评价

①采用票决的形式确定综合评价结果。领导小组成员单位可以通过定期召开会议，共同研究讨论经济责任审计评价结果，由审计部门介绍审计结果，领导小组其他成员单位介绍所掌握的领导人员具体情况、年度考核、考评等结果，在综合各个单位了解情况的基础上，共同投票确定一个结论

性的评价等次。对领导小组成员单位可以根据监督职责、掌握范围等确定不同的票数或者权重，最后得到综合评价等次，形成最终的综合评价结论。

②采用函询的形式确定综合评价结果。除了现场的票决形式外，领导小组成员单位也可以通过非现场的形式参与综合评价。目前疫情期间，多采用此方式。比如，采用函询的形式参与综合评价过程。对领导小组各个成员单位来说，与现场确定结果相比，非现场的形式评价周期更长，对所掌握情况的利用更加全面，研究和讨论也更有深度，所确定的评价等次也可以更加准确。采用函询的形式，首先需要审计部门将其确定的综合评价等次、评价基础和审计内容一并提供，之后由领导小组其他成员单位分别根据掌握情况确定综合评价等次，在参照前述确定权重的基础上，通过对回函进行汇总计算，确定公立医院领导人员经济责任审计评价的等次，形成最终的综合评价结论。

第6章 实务案例：N市 M医院院长经济责任审计

6.1 项目背景

2015年，N市市委组织部、市审计局联合发布了《经济责任审计对象分类管理办法》和《领导干部离任经济事项交接实施细则》，要求对A类单位任中必审，离任必审。根据制度要求，该市审计部门科学编制年度经济责任审计计划，坚持任中审计与离任审计相结合，加大对重点单位（部门）、关键岗位领导干部的任中审计力度。2017年初，N市审计局充分征求了经济责任审计领导小组成员单位特别是市委组织部门的意见，综合考虑了委托部门的意图、近3年来领导干部及其所在单位接受审计的情况，以及审计机关的工作任务等因素，提出年度经济责任审计项目安排初步意见，经领导小组办公室研究并报请市长审定后，纳入审计机关年度审计工作计划并组织实施审定后纳入年度审计工作计划，其中包括N市M医院院长的任职期间经济责任审计。

M公立医院是一所集医疗、教学、科研和新技术研发于一体的大专科小综合三甲医院，是国家博士后科研工作站、省联合创新重点实验室、省院士专家工作站依托建设单位，是国家临床重点专科、国家中管局重点专科和重点学科，技术力量和学术水平省内领先。

机构设置人员情况：M公立医院是省卫生厅授予"三级甲等"专科医院，省市医保定点医院，隶属N市卫健委，为预算差额拨款的事业单位。医院事业编制1000名，医院职工总数1285人。床位编制800张，实际开放床位1000张。医院设有22个临床科室，10个医技科室，13个职能科室。

近年来，M医院在以张院长为首的班子成员领导下，主动适应医改新常态，高起点、高水平、快速建设了5个国家级平台和7个省级平台，形成科技创新与诊疗水平相互促进、同步提高的大专科小综合格局，显著提升专科专病和感染病的综合救治能力。尤其在全省实施药品和耗材双控的新形势下，实现持续高位增长，医院非药收入增长2倍；医疗性收入增长2.15倍；药占比下降21%，收入结构进一步优化，以药补医发展机制得到有效破解。医院总资产增长1.78倍，业务指标年年创历史新高，职工收入稳步增长。

M公立医院一方面着力全面提升规范化、精细化、科学化的管理水平，使得运行机制更加规范；另一方面着力攻坚信息化建设，持续提升其支撑能力。同时M公立医院由于在党建、精神文明和文化建设方面取得的可喜成果，成为省级文明单位。

6.2 审前准备

2017 年 4 月，N 市审计局局长办公会根据年度工作计划安排，决定成立由王副局长担任组长的 7 人组成的审计组，对 M 医院院长任期经济责任履行情况实施审计，并书面通知了市卫健委。翌日审计组向 M 医院送达了审计通知书。

在正式实施审计前，审计组走访了该院主管部门市卫健委，及市财政局、医保局等相关职能单位。送达通知书当日召开了进点会，并与该院部分科室主要负责人进行座谈交流，实地查看相关业务现场，按照审计方案，从五个方面开展审前调查。

6.2.1 审前调查

（1）调查医院管理体制和执行的法律法规，如医院的主管机构、院长的职责和权力、医院的补偿机制和融资渠道等，国家对县级公立医院医药价格改革的实施意见、医院适用的财务会计制度，本省的医疗价格标准、药品集中采购工作规范、医疗保险服务相关制度等。

（2）调查医院机构设置、职能和主要业务流程，如临床医技科室、住院病区和职能部门的设立，所承担的医疗、教学、科研任务，门诊流程、住院流程、退药流程、退费流程、医嘱 / 处方流程等。

（3）调查医院财务收支基本情况，包括财政补助收入、医疗收入、其他收入，医疗支出、管理费用、财政项目补助支出、其他支出等。

（4）调查医院内部控制制度，如设备、药品和材料的采购办法、药品配送企业的遴选办法、岗位绩效管理办法、财务管理制度等。

（5）调查会计和业务信息系统情况，如会计核算采用的财务软件名称、业务收费系统采用的信息系统软件、后台数据库等。

经过审前调查，审计组编写了实施方案，确定了审计时间、范围、重点以及职责分工。

6.2.2　审计范围

（1）时间范围：2014 至 2016 年。

（2）对象范围：M 医院、张院长。

（3）内容范围：总体为 M 医院财政财务收支及有关经济活动的真实、合法和效益。

（4）审计方式：就地审计。

6.2.3　审计重点

根据审计方案确定，具体包括六个方面。

（1）任职期间履行经济责任情况及贯彻执行党和国家经济法律工作方针政策情况。

重点审查被审计领导干部及其所在单位是否严格贯彻执行与履行单位职责以及单位经济管理和监督有关的法律法规，任职期间提出的工作发展思路、措施及其执行情况和效果，单位核心业务工作发展状况，取得的重大突出业绩及其社会影响，地方党委和政府、上级主管部门规定的有关目标责任制完成情况。

（2）重大经济决策制度建立健全和执行情况。重点审查被审计干部任职期间，本单位是否建立健全了工作规则、议事规则、"三重一大"等经济决策管理制度。了解医院重大预算分配管理事项、重大基本建设项目、重大对外投资项目、重大国有资产处置事项等重大经济决策事项的数量和涉及金额，抽查部分重大经济决策，检查内容的合法性、程序的合规性、执行的有效性。

（3）预算执行和其他财政财务收支真实、合法和效益情况。重点审查以下几方面内容。

①审查收入情况。分析医院收入来源渠道、规模及其合规性。审查全部收入是否纳入财务部门统一核算和管理，有无隐瞒收入、转移资金、未经财政部门批准擅自设立资金账户和科室私设"小金库"、公款私存等问题。执行县级公立医院医药价格改革政策情况，省文件下发执行日后药品是否按零差率执行，医疗服务收费是否按规定调整价格，有无未经批准自行收费，超范围、超标准、超时限收费等情况。

②审查支出情况。审查预算执行情况，各项支出是否真实、合法，资金的使用是否符合规定的范围和标准，有无扩大开支范围、提高开支标准、虚列支出、转移支出、挤占挪用项目资金等问题。是否存在职工薪酬与药品、检查收入挂钩现象。

③审查往来账项情况。关注往来款项的真实性、合法性，有无在往来科目列收列支，应收款中有无个人长期借款，长期未结账暂借款；应付款中有无收入性质资金，有无长期债务。

④审查资金、资产情况。货币资金的收支是否符合现金管理条例和银行结算管理办法的规定；固定资产是否账实相符，是否按财务管理规定提取折旧，重大资产采购是否招标或进行政府采购，报废、调拨、变卖、出

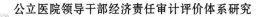

租等处置行为是否履行规定程序，收入是否入账，是否及时足额缴纳有关税款。

（4）内部管理控制制度情况。

重点审查内部管理制度的建立健全和执行情况，重点关注预算、财务、资产、物资采购、业务等内部管理制度的建立情况，并对有关制度的执行情况进行抽查，有关流程穿插测试。

（5）履行党风廉政建设第一责任人职责和个人遵守有关廉政规定情况。

重点审查张院长本人遵守廉洁从政规定情况，关注领导干部有无经济问题，有无挪用公款、挥霍浪费和侵占国有资产情况等问题；在审计职权范围内，对与被审计领导干部有关的信访和举报等事项进行核实；任职期间部门有关廉政规定和制度是否建立健全，执行是否有效。

（6）以往审计发现问题的整改落实情况。

重点核实以往审计发现问题有无得到整改落实，是否屡查屡犯，分析难以整改的原因。

审计组按照审计范围和重点，对组内人员进行了分工，并采用竞标方式，引入会计师事务所7人技术力量参与专业审查审核。

6.3 现场审计阶段

审计组成员根据实施方案确定的审计范围和重点以及人员分工情况实施现场审计。

审计组坚持"领导有力、分工协作、及时沟通、注重证据、讲求效率"

的现场审计工作原则，通过完善组织领导、明确工作职责、注重审计取证的方式加强审计现场管理。

（1）审计分组

审计组长：王副局长

主审：林处

成员：吴、杨、黄、刘、贡及事务所 7 人

（2）职责分工

审计组长：王副局长，负责协调工作，主持召开审计业务会议，解决审计工作中遇到的问题，指导审计组成员开展工作，对审计项目的有关文书进行审定。

主审林处：负责查阅相关政策、会议记录、计划、规划、总结、奖惩等书面文件资料；检查和评价重大经济决策情况，与相关人员谈话并记录；编制汇总审计工作底稿，撰写小组审计报告征求意见稿，代拟审计报告和审计结果报告。成员吴协助、配合其工作。

成员杨：带领事务所 2 人完成医疗收入、其他收入、其他支出、净资产类会计科目的审计实施工作，检查和评价目标责任制落实和完成情况、收入合规性情况，取得相关证明材料，编制相应部分审计工作底稿。

成员黄：带领事务所 2 人完成财政补助收入、医疗支出、资产类会计科目的审计实施工作，财务支出合规性情况，取得相关证明材料，编制部分审计工作底稿。

成员刘：带领事务所 2 人完成负债类会计科目、管理费用科目的审计实施工作，检查和评价内部管理制度执行情况，取得相关证明材料，编制

部分审计工作底稿。

成员贡：带领事务所 1 人完成现场资产类盘点抽查工作，含货币类（现金、银行存款及其他票据）、固定资产、药品及各种耗材，取得相关证明材料，编制部分审计工作底稿。

（3）时间要求

审计准备阶段：2017 年 4 月 1 日了解被审计单位的基本情况，进行审计调查并编制审计实施方案，请被审计单位做好有关准备工作，4 月 7 日召开审计进点会。

审计实施阶段：4 月 10 日至 6 月 9 日根据审计范围和内容，实施审计工作，审查会计和业务资料，取得审计证明材料。

拟定审计报告阶段：6 月 12 日至 16 日根据审计情况，编制审计工作底稿，拟定审计报告征求意见稿。

（4）召开现场审计组会议

审计进点会：审计组介绍审计的依据、范围、内容、程序、审计纪律等；被审计领导干部作履行任期经济责任情况报告，被审计单位介绍与审计事项有关的情况，对提供资料真实性、完整性进行承诺；审计组长提出审计工作要求，明确被审计单位配合审计工作的责任。

审计方案研讨会：综合审计调查情况，分析、研究、评估被审计单位重要风险点，判断存在重要问题的可能性，讨论确定审计重点和审计应对措施等。

审中碰头会：沟通审计情况，分析审计重点，调整审计思路，研究审计应对措施，检查审计实施方案进度和审计目标实现程度等。

报告研讨会：围绕审计目标的实现情况、审计实施方案确定的审计事项完成情况，就事实是否清楚、问题定性是否准确、审计评价是否客观、审计处理是否适当、审计建议是否科学等进行研讨。

征求意见会：审计组通报审计情况和审计发现的问题及初步处理意见；被审计单位有关人员对审计通报情况发表意见，审计组做相应说明；审计机关负责人总结会议情况，发表综合意见。

（5）审计取证和现场审理

审计人员在现场审理过程中，通过审计取证完善方案实施过程中存在的薄弱环节或带有普遍性、倾向性的问题。根据方案研讨会、审中碰头会及时采取措施，贯彻落实审计实施方案的具体意见。根据审理意见，审计组及时调整审计关注事项，审计人员及时完善审计取证，并根据新的取证材料对原事实描述、审计定性进行修改，使得审计定性更为严谨、合理。

6.4　审计采取的方法和发现的典型问题

6.4.1　任职期间履行经济责任和单位事业发展情况

审计需要提供的有关资料和审计方法：收集、审阅与单位职责有关的法律法规和有关规定，单位"三定方案"、被审计领导干部任职期间领导班子成员职责分工等文件，梳理任职期间采取的具体措施，调阅年度工作总结、年度业务统计资料、相关部门的检查考核结果等资料，结合财务指标分析医院资产运营、成本管理、收支结构及发展能力等情况，重点检查和评价目标责任制落实和完成情况。

6.4.2 贯彻执行党和国家经济法律工作方针政策情况

一是审计需要提供的有关资料：医院与药品配送企业签订的合同，财务会计资料等。

审计方法：关注医院"其他收入"会计科目，运用计算机辅助审计从药品入库单中查询药品进价、销价，检查药品进价的真实性。

审计发现的主要问题：药剂科药品采购进行"二次议价"。2014 年至 2016 年，该院通过"二次议价"（即在省级药物招标结果的基础上，通过遴选配送企业，在双方自愿的前提下再次让利）等方式获得药品让利（折扣）共 ×× 万元，全部计入"其他收入"。该院药品采购"二次议价"的行为，虽在一定程度上顺应了市场经济规律，压缩了药品供应商的利润空间，但不符合《医疗机构药品集中采购工作规范》（卫规财发〔2010〕64 号）中"医疗机构按照合同购销药品，不得进行'二次议价'"的规定。

处理处罚意见：要求该院根据药品扣除各种折扣后的实际采购成本，合理确定销售价格，切实做到按进价零差率销售，使群众真正受益。节省群众看病的药费支出，同时也能减轻医保基金的负担。

责任界定：因张院长任职期间主管医院全面工作，分管财务、药械工作，对以上问题应负有领导责任。

二是审计需要提供的有关资料：该院系省首批公立医院改革试点医院，要求提供相关文件或规定，药品出、入库单数据库电子表，药品账簿分类和价格字典等资料。

审计方法：通过计算机辅助审计，重点关注医院药品医改前有无按进价加价销售，医改后有无按规定实现零差率销售。

审计发现的主要问题：药剂科少部分药品未严格执行零差率销售政策。2013 年一季度，该院 5% 葡萄糖注射液、0.9% 氯化钠注射液、30R 笔芯精蛋白锌胰岛素等少部分药品未及时调低价格，未按中标价零差率销售，共取得违规收入 × 万元；2014 年至 2016 年，该院曼吉磁铁、万邦笔等少部分纳入药品管理的卫生材料未按中标价零差率销售，共取得违规收入 × 万元。以上两项合计 ×× 万元。

处理处罚意见：对部分超标准加价的药品和卫生材料，要求立即纠正，并根据相关政策严格执行零差率销售。同时，根据《中华人民共和国审计法》第四十一条、第四十六条和审计法实施条例第四十九条之规定，市审计局另行下达《审计决定》对该院上述违规收入全额收缴市财政专户。

责任界定：因张院长任职期间主管医院全面工作，分管财务、药械工作，对以上问题应负有领导责任。

三是审计需要提供的有关资料：省卫生厅《关于进一步规范公立医院药品集中采购的通知》，门诊病人处方及诊疗费用数据库明细表，住院病人费用数据库明细表等资料。

审计方法：从门诊和住院病人费用明细表中筛选销售量排名靠前的药品，与省医药阳光集中采购平台上的每年度公立医院药品集中采购中标目录进行对比，判断有无药品标外采购行为。

审计发现的主要问题：药剂科少数药品违规标外采购。经抽查，该院销量靠前的蒲地蓝消炎口服液、复方氯化钠注射液、奥美拉唑注射液（洛赛克）、三九感冒灵颗粒等少数药品非中标药品，也未进行网上备案。虽然有临床用药的申请报告及院流程批复，但不符合省卫生厅《关于进一步规范公立医院药品集中采购的通知》中"县级及以上公立医院必须在中标药品目录范围内遴选制定本单位的采购目录，通过省医药阳光集中采购平台进行网上采购，不得擅自标外采购、网下采购"的规定。

处理处罚意见：对少部分标外采购的药品，应严格执行上级规定，尽快拿出解决方案。

责任界定：因张院长任职期间主管医院全面工作，分管财务、药械工作，对以上问题应负有领导责任。

四是审计需要提供的有关资料：医院自制药剂品种清单，门诊病人处方及诊疗费用数据库明细表。

审计方法：根据医院自制药剂品种，结合财务门诊收入，查找有无自制药剂对外销售情况等内容。

审计发现的主要问题：药剂科违规销售自制药剂。2014年至2016年，该院向批发商销售自制药剂-1鼻炎剂，共取得违规收入×万元，不符合《中华人民共和国药品管理法实施条例》第二十四条"医疗机构配制的制剂不得在市场上销售或者变相销售"的规定。

处理处罚意见：要求该院立即停止面向市场销售自制制剂，没收全部违规收入，明确自制制剂只能在院内使用及同行业调拨使用。

责任界定：因张院长任职期间主管医院全面工作，分管财务、药械工作，对以上问题应负有领导责任。

五是审计需要提供的有关资料：要求提供省人社厅、卫健委、财政厅、监察厅《关于进一步规范定点医疗机构医疗保险服务有关问题的意见》以及其他医疗保险相关文件、制度，住院病人费用数据库明细表。

审计方法：查阅医院在提供医疗保险服务时，有无违反卫生部门制定的住院病人管理规定，虽然办理了住院手续，但病人不住院接受治疗的挂床住院行为；有无违反卫生部门制定的住院标准，将可在门诊治疗，或门诊观察治疗的病人收治住院时降低入院标准等行为。

审计发现的主要问题：部分临床科室和入出院处对少部分病人降低入院标准。该院为市基本医疗保险定点单位，但审计发现，该院在少部分病人收治住院的入院标准上把关不严，存在将可在门诊治疗或门诊观察治疗的病人收治住院时降低入院标准的行为。医院收入得到了提高，而病人却可能因此享受了社保基金或保险公司的医疗报销和住院补贴。经抽查，2014年至2016年，该院共有 × 名住院病人入院期间除药品、检查、理疗、床位等费用外未发生过任何注射、输液等治疗费用，有少数病人"挂床"现象明显。此行为不符合省人社厅、卫健委、财政厅、监察厅《关于进一步规范定点医疗机构医疗保险服务有关问题的意见》中的相关规定。

处理处罚意见：要求该院进一步规范医疗保险服务行为。按照国家卫生医疗行业制定的出入院标准，收治参保人员。

责任界定：因张院长任职期间主管医院全面工作，分管财务、药械工作，对以上问题应负有领导责任。

6.4.3　重大经济决策情况

审计需要提供的有关资料和审计方法：收集、查阅被审计单位现行重大经济决策管理制度，包括党组会议、办公会议、业务会议、专题会议等会议制度和有关议事规则，梳理被审计领导干部任职期间的重大经济决策事项，并抽查一定数量的事项，检查和评价其总体情况：决策事项事前是否经过充分的可行性研究，是否坚持会议讨论、集体决策，是否存在未经重新决策自行调整决策实施内容的问题，有无存在违反程序、盲目决策和擅自决策等问题。决策过程和决策结果有无完整的会议记录和会议纪要。

6.4.4 预算执行和其他财政财务收支真实、合法和效益情况

（1）检查医疗收费合规性情况

审计需要提供的有关资料：被审计医院所执行医疗收费的项目和标准主要是依据《省医疗价格目录表》（省物价局网站上可以查阅，医疗服务收费项目分综合服务、医技、手术等几大类。如果有零星调整，省物价局会下发文件。因该院为医改试点单位，执行的医改文件主要有《关于县级及以上公立医院医药价格改革的实施意见》《关于全省县级及以上公立医院综合改革医疗服务价格的通知》等。

审计方法：对照收费目录和医改文件，抽查收费项目、收费标准，运用计算机辅助审计进行筛选、汇总，重点关注有无超标准收费、自立项目收费、分解收费、收费项目名称笼统等问题。

审计发现的主要问题：

①超标准收费 × 万元。2014 年至 2016 年，该院吸痰护理、一般专项护理、病历、重症监护费、上消化道造影、血浆纤维蛋白原测定、人工煎药等多项收费标准超过核定单价；高频电刀、一次性硅胶吸痰管、肝素帽、可吸收缝线等几项卫生材料加价比例超出核定标准。以上项目超标准收费

合计 × 万元，不符合《省医疗价格目录表》及省物价局、卫健委、人社厅《关于加强医疗器械价格管理的通知》中关于医疗仪器和医用特殊物品材料费差率的规定。

②自立项目收费 × 万元。2014 年至 2016 年，该院收取的微波炉电费、新生儿洗澡、脐部护理、担架服务费、陪护床、陪护椅被褥等几项费用系《省医疗价格目录表》未列明的收费项目，合计收取 × 万元。虽然是为病人提供了服务，且有一定的成本，但收费依据不足。

③分解收费 × 万元。《省医疗价格目录表》中明确规定注射、输液项目含一次性输液器、过滤器、采血器、注射器等特殊性消耗材料，洗胃项目含一次性胃管。但该院在收取注射、输液、洗胃费用之外又收取了一次性输液器、一次性采血器、一次性硅胶胃管费用，属分解收费行为。2014 年至 2016 年合计超收 × 万元。

④部分收费项目名称笼统。审计抽查发现，该院部分门诊常用医疗服务项目未按要求以单项内容计价，而是用"治疗费""体检费""镶牙费"等不规范统称项目代替。2014 年至 2016 年，该院收费名称笼统项目金额合计 × 万元，不符合财政部等四部委《关于完善城镇医疗机构补偿机制落实补偿政策的若干意见》（财社〔2001〕60 号）中"医疗机构必须根据统一规范的医疗服务项目名称和服务内容收费"的规定。

处理处罚意见：要求该院立即停止和纠正所有违规收费行为，今后应严格执行国家医疗收费项目和标准。提供诊疗服务时，应严格执行规定的药品目录和收费项目，并主动对病人出示"费用清单"。同时，根据《中华人民共和国审计法》第四十一条、第四十六条，审计法实施条例第四十九条之规定，市审计局另行下达《审计决定》对该院上述违规收入全额收缴市财政专户。

责任界定：因张院长任职期间主管医院全面工作，分管财务、药械工作，对以上问题应负有领导责任。

（2）检查支出凭证合规性情况

审计需要提供的有关资料：财务收支凭证，医疗收费票据，职工岗位薪酬、奖金发放依据和花名册等资料。

审计方法：在审计医院财务收支的过程中检查收入、支出原始凭证的合规、合法性。

审计发现的主要问题：经管办职工奖金发放等部分财务收支原始凭证不合规。2014 年至 2016 年，该院部分财务收支原始凭证不合规：

①收取病历费 × 万元、妇检费 × 万元未开具医疗收费票据，以手工填列的《市 M 医院业务收入汇总日报表》作为收入凭证。

②收取农机人员体检费 × 万元、批发自制制剂鼻炎 –1 收入 × 万元未开具医疗收费票据，用已经作废的 1996 年版的《N 市 M 医院门诊医药费收据》作为收入凭证。

③支付职工除工资之外的部分奖金、薪酬，缺少个人签字领款或银行打卡发放的具体明细清单。如 2015 年 5 月 42 # 凭证，支出 2014 年度医疗风险奖 × 万元，仅以各科室奖金计算表和单据封面作为支出凭证；2016 年 4 月 28 # 凭证，支出 2015 年职工岗位薪酬 ×× 万元，仅以总发放表和总的银行转账交易回单作为支出凭证。以上支出均未附个人花名册，无法清晰反映职工个人奖金所得情况。

④ 2016 年 4 月 38＃凭证，支付芦××（保洁公司）工具、材料费 × 万元，未取得收款人开具的税务发票，而是以收款人用"M 医院"名义从 N 市金扬金属加工厂、某超市购置的材料及劳保用品发票代替。

⑤医院工会收取院财务拨付的工会经费，仍使用已经作废的 1988 年版《省行政事业性收费专用收款收据》。

以上行为，不符合《医院财务制度》第二十条"医院门诊、住院收费必须按照有关规定使用国务院或省（自治区、直辖市）财政部门统一监制的收费票据"、《中华人民共和国发票管理办法》第二十一条"所有单位和从事生产、经营活动的个人在购买商品、接受服务以及从事其他经营活动支付款项，应当向收款方取得发票"、《会计基础工作规范》中关于原始凭证的要求以及《财政票据管理办法》中关于财政票据的相关规定。

处理处罚意见：要求该院立即停止使用已经作废的收据，所有收入类经济事项应按相关规定开具合规票据；支付款项应从收款方取得正式税务发票，不符合规定的发票，不得作为财务报销凭证；支付职工薪酬、奖金的记账凭证附件除计算依据外，还应填制工资花名册，严格签字、支付手续，完整、清晰地反映个人收入情况。

责任界定：因张院长任职期间主管医院全面工作，分管财务、药械工作，对以上问题应负有领导责任。

（3）检查重要设备政府采购情况

审计需要提供的有关资料：年度预算，年度新增固定资产明细账，医疗设备招投标资料、采购合同、付款凭证等。

审计方法：结合财务审计，抽取任职期间医院购置的重要医疗、办公、交通设备等资产，检查是否经过领导班子集体决策，是否履行招投标程序，是否按要求进行政府采购，是否按合同或协议约定支付款项。

审计发现的主要问题：设备科采购部分重要医疗设备未实行政府采购。本次审计对该院 2014 年至 2016 年新增固定资产中 7 项重要设备合计×××万元的采购管理情况进行了抽查。其中电子鼻咽喉镜、GE16 排螺旋 CT 及配套系统、飞利浦 G4iu22 全身应用全数字彩色多普勒超声诊断系统 3 项设备合计×××万元的招标采购符合规定；而排队叫号及自助打印系统等 4 项合计××万元的设备采购均为该院自行招标或集体研究以确认供货单位。此行为不符合《中华人民共和国政府采购法》第十八条"采购人采购纳入集中采购目录的政府采购项目，必须委托集中采购机构代理采购"及《N 市招投标采购监督管理办法（试行）》第六条"下列项目招标采购活动的监督管理职能，由市招标采购管理中心集中行使"第三款"卫生医疗（机构）部门及其相关单位负责的药品、耗材和设备集中采购项目"之规定。

处理处罚意见：要求该院今后对于集中采购目录以内或者限额标准以上的货物、工程和服务类项目，必须严格执行政府采购制度。

责任界定：因张院长任职期间主管医院全面工作，分管财务、药械工作，对以上问题应负有领导责任。

6.4.5 内部控制制度情况

审计需要提供的有关资料：任职期间单位制定或修订的内部控制制度。

审计方法：结合内部控制制度的设计，抽查重点业务事项，检查和评价制度是否得到有效执行。

审计发现的主要问题：财务科内部财务控制制度不健全。根据该院提供的各项制度文件来看，张院长任期内 M 医院业务管理制度较为完善。关于设备、卫生材料、高值医用耗材、中药材的采购均制定了一系列管理办法，关于药品配送企业的遴选编制了一整套文件，关于岗位绩效管理方面也出台了相应的各种实施方案。但审计同时也发现该院重大经济事项虽然编制了《M 医院重大事项备忘录制度》，但财务管理内部控制制度制定年代已久，尚未修改完善、建立健全。

处理处罚意见：建议该院根据财政部《关于印发〈行政事业单位内部控制规范（试行）〉的通知》（财会〔2012〕21 号）要求加强内部控制并保证有效实施，尽快修订完善内部控制制度，并督促有效执行。

责任界定：因张院长任职期间主管医院全面工作，分管财务工作，对以上问题应负有领导责任。

6.4.6　履行党风廉政建设第一责任人职责和个人遵守有关廉政规定情况

审计方法：走访上级主管机关纪检监察、组织人事等部门，听取有关情况介绍，了解掌握与被审计领导干部本人相关的信访和举报事项；通过与医院领导班子成员、中层干部进行个别谈话，组织问卷调查等方式，检查和评价被审计领导干部任职期间遵守有关廉洁从政规定情况。结合审计过程中了解、掌握的情况，梳理出被审计领导干部本人直接决定、参与的重要事项，分析和查找违反廉政规定的问题线索。

6.4.7 以往审计发现问题的整改落实情况

审计需要提供的有关资料：以前年度审计报告，任职期间财务资料。

审计方法：结合本次审计，检查、询证以往审计发现问题是否得到整改落实。

6.5 审计评价

6.5.1 数据收集与评分

首先，根据上一章内容得知，在 M 公立医院收集评价体系中的原始数据，一类是定量指标，例如百元医疗收入消耗的卫生材料、医疗服务价格项目抽查准确率和基本支出预算执行率；另一类是定性指标，比如内部控制制度设计合理性和依法依规执业等。

这两个类别指标的得分，是从医院财务部门直接获取原始数据后，根据第 5 章指标评价标准的公式或条件打分得来。需要说明的是，其中定性指标和部分定量指标的得分，是综合运用检查书面资料、检查有形资产、观察、询问、外部调查、重新计算、重新操作和分析等审计方法收集所需的 M 公立医院审计证据，再对照评价标准进行打分得到。

具体数据的得分见表 6-1、表 6-2。

表 6-1　定量指标评分表

指标	数值	得分
采取措施的及时性	< 2	10
贯彻落实效果	100%	10
依法执业、行医情况	100%	10
经济方针政策落实情况评价	> 1	10
患者满意度	86.71%	10
职工满意度	92.06%	10
门诊病人人均医疗费用增幅	−7.33%	10
住院病人人均医疗费用增幅	−11.32%	10
药品耗材收入占医疗收入比例	53.08%	10
百元医疗收入（扣除药品收入）消耗的卫生材料	19.81	10
医疗服务价格项目（病种收费）抽查准确率	100%	10
医保目录外费用占比率	1.60%	10
设备采购情况效益性	78.91%	6
重要决策完备程度	100%	10
重要决策合规率	100%	10
重要决策实现率	100%	10
考核期内医院中长期发展规划完成进度及效果	97.88%	8
考核期内年度工作目标完成进度及效果	95.00%	6
每百名卫技人员带教人数（包括实习生、研究生、进修生）	60	10
每百名卫技人员卫技人员科研项目成果	11.57	10
高层次人才占职工比提高情况	1.92%	10
预算整体编报的真实完整性	98%	10
基本支出预算执行率	98.31%	10
财政性专项支出预算执行率	90%	8
决算报表的真实完整性	100%	10
政府采购符合率	90%	6
违法违规问题金额比率	0%	10
审计发现问题整改落实率	100%	10
屡查屡犯问题金额	0	10
三公经费支出合规性	100%	10
职工薪酬制度合规情况	100%	10
全面实施成本核算和控制情况	89.43%	8
重点项目支出目标实现率	100%	10
业务现金流量比率	12.58%	10
收支结余率	9.32%	10
资产负债率	13.11%	10
总资产增长率	13.35%	10
个人违法行为（金额）	0	10
个人损失浪费行为（金额）	0	10

表 6-2　定性指标评分表

指标	得分
考核期内医院及所管理同类同级行业（系统）重大责任事故、干部矛盾事件、重大历史遗留问题数量及处理效果	10
内部控制制度设计合理性	10
内部控制制度运行有效性	10
设备采购情况规范性	10
设备采购情况真实合法性	10
医院信息公开目录建设	10
医院信息公开效果	8
健康医疗大数据建设（信息技术运用）	6
健康医疗大数据应用（信息技术运用）	6
医德医风和反腐倡廉	10
依法依规执业	10

数据来源说明：①本文选取该院审计期年报数据进行评价；②患者满意度来自市卫计委委托第三方调查测评结果；③评价标准涉及当地平均水平的，参考市卫健委对直属医院绩效考核标准；④定性指标的数据来自业内审计专家的评分。

6.5.2　其他级指标得分的计算

依照第 5 章层次分析法的公式，根据所得的原始数据和二级指标的权重，可加权平均计算出一级指标的得分；再根据一级指标的得分及一级指标权重，可加权平均计算出各维度得分；最后根据各维度得分与层次分析法得到六个维度权重，可加权平均计算出 M 公立医院综合总得分。计算公式如下：

$$X_{ij}= \sum X_{i+1,j} W_{i+1,j}$$

其中 X_{ij} 为第 j 维度第 i 级指标的得分（i=0，1，2），W_{i+1} 为第（i+1）级指标的权重；当 i = O 时，X 表示第 J 维度的得分。

求得的各维度与一级指标以及综合评价得分结果见表 6-3、表 6-4。

表 6-3　一级指标综合评价得分表

指标	得分
考核期内上级交办事项完成情况指标	10
具体措施情况	10
社会公益	10
考核期内重大事件处理情况	10
内控制度落实情况	10
设备采购情况	8.40
信息公开	9.00
决策管理制度的建立健全情况	10
重要决策内容及程序的合法合规性	10
重要决策的执行情况及效果	10
考核期内医院中长期发展规划和年度工作目标完成情况	7.00
教学（三级医院）	10
科研（三级医院）	10
人才队伍建设	10
健康医疗大数据建设与应用（信息技术运用）（三级医院）	6.00
全面预算管理状况	9.60
合法性评价指标	8.90
效益性评价指标	9.00
财务风险指标	10
党建工作和行风建设	10
个人廉洁自律情况	10

表 6-4　六个维度综合评价得分表

指标	得分
政策执行情况	10.00
内部控制情况	9.48
重要经济决策	10.00
事业发展情况	8.60
日常经济运行	9.46
党风廉政建设	10.00

综合得分 $X_{总}$ 可表示为：

$$X_{总} = \sum_{t=1}^{n} W_t \times S_t$$

其中 S_t 为第 t 维度的得分（$t=1$，2，…6），W_t 为第 t 级指标的权重，

X_a 表示 M 医院张院长经济责任审计总得分。

综合以上所有表格结果，将数值转化成百分制，即数值均乘以 10，得到最终综合总得分：M 公立医院综合总得分 = 95.8。

由结果可知 CM 公立医院综合总得分大于 90 分，评价等级为优秀。数据显示，M 公立医院在政策执行情况、内部控制情况、重要经济决策、事业发展情况、日常经济运行与党风廉政建设六个方面状况良好（无以往审计），无重大问题。

M 公立医院在履行政策执行情况过程中严格执行党和国家的有关政策方针，建立有相关重大决策的制度和议事规则，及时采取有关措施且效果显著；内部控制制度健全，各项业务活动的开展综合运用相应的控制措施，使医院整体运行得到有效控制；相关重大决策的制度健全，决策内容合法，程序规范，重大决策执行较好且决策目标能基本达成；在医疗、教学、科研能力等方面已达到省内先进水平；日常经济运行保持良好态势，多项指标高于行业平均水平；严格按照党风廉政要求，张院长在个人廉洁自律方面起到表率作用。但 M 公立医院在信息公开时效性等方面存在不足，院长负领导责任。

6.5.3 结果分析

（1）政策执行情况评价结果

在政策执行情况方面，M 公立医院能在上级交办事项后及时采取措施，能良好落实医改政策并执行交办任务；2016 年患者满意度达 86.71%、药占比下降 9.23%，其社会公益方面的效益显著；积极开展预约诊疗，预约诊疗率达 86.43%；另外，考核期内重大事件处理状况良好，2016 年无新增重大不良事件。M 公立医院积极响应上级各项政策，医院工作计划、项目数量与执行效果均处于该市三级甲等医院前列。

（2）内部控制情况评价结果

在内部控制情况方面，内控制度设计合理、运行有效，相应信息平台公开透明。事实上，M 公立医院现代医院管理制度趋于完善，除财务管理内控制度尚需完善之外，其他内控制度重新梳理修订规章制度近 300 多条，形成用制度管权管事管人的良好机制。

另外，"设备采购效益性"扣分原因为部分项目采购没有执行政府采购原则，导致采购时效性扣分；"医院信息公开效果"未得满分是因为隐瞒因公开招标信息。

（3）重要经济决策评价结果

在重要经济决策方面，决策管理制度健全完备，内容与程序合法合规，执行效果实现率高。被审计张院长未审计出违规或不当决策行为，且决策成效显著。通过 M 医院基本资料的调查及参考其所获评级荣誉，可知 M 医院重要经济决策方面无重大失误且规范、有效，该得分能客观衡量其重要经济决策情况。

（4）事业发展情况评价结果

在事业发展情况方面，医院中长期发展规划和年度工作目标完成情况与执行情况优秀，在教学、科研及健康医疗大数据建设与运用上得分也较高。实际上，M 公立医院 2016 年推行了"改善医疗服务行动计划"，着力提升医疗服务水平，持续改进医疗服务，改善医疗质量；

全面实施预约诊疗，优化门诊布局及费用结算流程，合理调配医疗资源等。其自主创新能力显著提高，形成新技术研发与临床诊疗相互促进的发展态势。

其中"考核期内医院中长期发展规划完成进度及效果""考核期内年度工作目标完成进度及效果"未得满分是由于考核期内年度工作目标完成进度及效果未达到目标，具体是院内基建项目未完成年度工作计划，经审计发现是政府对 M 医院的规划未能及时确定导致。M 医院处于快速发展阶段，政府就医院整体搬迁和原地扩建两套方案不断论证，耗费较多时间，致使基建项目延迟；"健康医疗大数据建设""健康医疗大数据应用"未得满分是由于前述采购原因，未及时完成。查询该院 2016 年文件，发现该院已发文 12 份向上级主管医院申请协调解决以上问题，未能完成属于客观原因，非张院长责任。

（5）日常经济运行评价结果

在日常经济运行方面，其全面预算管理情况、基本支出预算执行率、财政性专项支出预算执行率和报表真实完整性得分都较高，同时合法性、效益性及财务风险指标都展示出良好的日常经济运行态势。实际考察中，M 公立医院医疗质量监管体系完善，临床路径管理全面实施，先行探索了单病种质量管理，平均住院天数和药占比显著下降。建立临床药师工作体系和药物使用评价体系，多层次培养专科临床药师，合理用药管理进一步强化。专科护理质量进一步提高，建立护理质量控制体系，实现优质护理服务全覆盖。安全生产责任制有效落实，人防、物防、技防能力持续增强。

（6）党风廉政建设评价结果

在党风廉政建设方面，M 公立医院党建工作和行风建设及个人廉洁自律情况均获得高分。M 公立医院有效贯彻了从严治党，党组织的战斗堡垒和党员的先锋模范作用得到有效发挥，党风、政风、行风持续好转，反腐倡廉工作进一步加强。精神文明建设取得显著成果，技术品牌、服务品牌、文化品牌影响力持续提升。先后获得省级文明单位、市先进基层党组织、省卫生系统先进集体等光荣称号，并有 20 个集体获"省级青年文明号""省级巾帼文明岗"等荣誉称号。可见其得分与其党建、精神文明和文化建设取得了可喜成果的情况相吻合。

6.5.4　结论

综上所述，审计评价应围绕审计工作方案、审计实施方案确定的重点内容进行概括评价。

张院长在 2014—2015 年初担任市 M 医院院长以来，带领全院干部职工，在市委、市政府和市卫健委的支持和领导下，根据市卫生工作的总方针及发展医药事业的相关政策，能良好落实医改政策并执行交办任务，医院工作计划、项目数量与执行效果均处于该市三级甲等医院前列。努力打造"名医、名科、名院"工程。医院形象、核心竞争力、综合实力全面提升，各项事业得到快速持续发展。

（1）医疗收入不断增长，发展能力持续增强。该院年度医疗收入从 2014 年的 ××× 万元上升到 2016 年的 ××× 万元；总资产增长率、净资产增长率、业务收支结余率分别从 2014 年的 ×%、×%、×% 上升到

2016 年的 ×%、×%、×%；2016 年患者满意度达 86.71%。

（2）医院服务效率得到提升，患者药品费用负担下降。该院门急诊人次、出院人次分别从 2014 年的 × 人、× 人上升到 2016 年的 × 人、× 人；实际占用总床日数从 2014 年的 × 床日上升到 2016 年的 × 床日；次均门急诊药品费、次均住院药品费逐年下降，积极开展预约诊疗，预约诊疗率达 86.43%，2016 年无新增重大不良事件。

（3）医院改革推行进展顺利，收支结构日趋合理。该院作为我省公立医院改革试点医院，自改革实施以来取得了明显成效。药品零差率销售带来药品费用的明显下降，2016 年药占比下降到 9.23%，其社会公益方面的效益显著；完善收入分配激励机制，加强绩效考核，收入分配向临床一线、关键岗位、业务骨干等人员倾斜，人员经费支出比率从 2014 年的 ×% 上升到 2016 年的 ×%；公用经费支出比率从 2014 年的 ×% 下降到 2016 年的 ×%。

（4）医院加强中医药特色建设，着力提升服务质量和水平。张院长任期内，以医院"十三五"规划为框架，主持制定了《名老中医师承工作实施细则》《中医传承工作十三五规划》和《特色专科人才培养实施细则》等一系列中医药特色建设制度并取得了明显成效。加强先进医疗设备的投入，鼓励技术创新，进一步提高诊疗技术及医疗信息化水平；坚持长效管理机制，持续改进医疗质量，保障医疗安全。开展多渠道多形式的人性化服务，构建百姓满意医院；目前，该院已顺利通过了国家三级甲等医院的复审。

本次审计该院所提供的资料基本真实地反映了单位财政、财务收支情况，经济活动基本合规，但在部分医疗服务收费、药品及价格管理等方面还存在不足之处。张院长分管财务工作，对此应承担领导责任。

6.6　审计报告及流程

审计组在实施审计后，应当向派出审计组的审计机关提交审计组的审计报告、审计结果报告、审计决定书等审计结果性文书。

出具审计报告的一般流程包括：

（1）审计组根据审计工作底稿以及相关资料，在综合分析、归类整理、讨论研究的基础上，编制审计报告征求意见稿。审计报告征求意见稿经审计组组长审核后，报审计组所在业务部门负责人、经济责任审计机构和审计机关分管领导复核、审核。

（2）审计组应当将经业务部门负责人、经济责任审计机构和审计机关分管领导复核、审核的审计报告征求意见稿，以及审计机关统一编号的审计报告征求意见书，一并送达被审计对象征求意见。

（3）审计组在对被审计对象书面反馈意见做出说明的基础上，修改审计报告征求意见稿，形成审计报告送审稿。

（4）审计组所在业务部门负责人对审计报告（送审稿）等结果类文书进行复核后报审计机关分管领导审核，业务部门负责人、经济责任审计机构、审计机关分管领导复核、审核意见记入审计报告（送审稿）复核、审核流程表。

（5）审计组将经业务部门负责人、经济责任审计机构和审计机关分管领导复核、审核的审计报告（送审稿）等审计结果类文书连同其他需要审理的资料提交审理部门审理，审理部门应当按规定出具审理意见书。

（6）审计组应当根据审理意见书修改审计报告等结果类文书，按时提交正式报告，结束该项目审计，转入后续审计工作。三个月后安排了一次"回头看"，督促审计意见的整改，出具后续审计意见书，并予以公示。

至此，M院长经济责任审计项目完成。

第 7 章　新时代公立医院领导干部经济责任审计评价体系的着力点及提升路径

2019 年 7 月，中共中央办公厅、国务院办公厅印发《党政主要领导干部和国有企事业单位主要领导人员经济责任审计规定》，是经济责任审计发展史上新的里程碑，为新时代经济责任审计提供了根本遵循和行动指南。落实、落细规定要求，是推动新时代公立医院领导干部经济责任审计评价体系工作的着力点及提升路径，促使其更好发挥在党和国家监督体系中的重要作用。

7.1　着力点

7.1.1　提高政治站位准确把握经济责任审计职责定位

党的十八大以来，党和国家修订出台了一系列党内法规和国家法律法规，对加强审计工作、完善审计制度等做出了重大部署。党的十九大以来，改革审计管理体制，组建中央审计委员会，推进审计全覆盖。经济责任审计作为中国特色社会主义审计监督制度的重要组成部分，是规范权力运行的重要制度安排，必须不折不扣贯彻落实中央这些部署要求。理念决定思路，思路决定出路。

（1）提高政治站位。审计管理体制改革赋予了审计更大的政治责任，提出了更高的政治要求。卫健系统各级审计部门，必须旗帜鲜明讲政治，坚持和加强党的领导，维护党中央权威和集中统一领导，坚持依规治党和依法治国相结合，将经济责任审计作为一项重大政治任务来抓，推动党中央重大决策部署落地生根，保障党中央令行禁止、政令畅通。经济责任审计对象是推进医疗体制改革和建立"健康中国"的中坚力量。通过审计"关键少数"，引导管好"绝大多数"，可以为国家医疗卫生事业持续健康发展打牢基础。

（2）坚持"两手抓"。经济责任审计是对领导干部的常态化"经济体检"，不仅要"查病"，更要"治已病、防未病"。应立足卫生健康事业发展大局，找准职责定位，围绕主责主业，发挥专业优势，既要坚持问题导向，客观揭示问题，发挥震慑性作用，更要积极推动解决问题，坚持监督和服务并重。注重研究宏观政策走势和经济发展形势，贯彻落实"三个区分开来"重要要求，把握政策实质、吃透政策精神，坚持将审计发现的问题置于经济社会运行的大背景下分析，放在改革发展大局下审视，实事求是评价，提出对策建议，推动明晰权责边界，鼓励公立医院领导干部担当作为、干事创业。

7.1.2　适应新的组织架构充分发挥联席会议平台作用

经济责任审计是一项系统工程，不同于其他审计类型，必须充分发挥联席会议组织协调、保障和推动经济责任审计工作科学发展的重要作用。

（1）建立健全联席会议制度。卫健行政机关在所属审计委员会领导下，调整理顺直属公立医院既有的组织协调机制，调整召集人和成员单位，修订完善联席会议及其办公室相关职责，明确分工，选好、配强联席会议办公室主任以及经济责任审计专职机构和人员。

（2）加强沟通合作。创新方式，协同配合，强化成员单位"审前充分协商、审中协作配合、审后结果共用"的机制，推动审计监督与纪检监察、组织人事、巡视巡察等监督贯通协调，同频共振，同向发力，将经济责任审计结果以及整改情况作为考核、任免、奖惩领导干部的重要参考；建立成员单位会商研判、联合反馈审计结果、联合督查审计整改、问题线索移送等常态化工作机制；分类编制公立医院领导干部经济责任审计常见问题清单、风险防范清单、典型案例，发挥监管合力。

（3）树立"一盘棋"思维。卫健系统可以整合利用联席会议成员单位资源和成果，通过共同谋划年度指导意见等相关制度文件、联合开展调研，加强对下级联席会议工作的指导，加强对内部审计工作的指导和监督，引导规范社会审计，及时总结宣传工作亮点，研究找准审计切入点，推动解决难点和痛点，推进系统内经济责任审计法治化、规范化建设。

7.1.3　恪守边界深化经济责任审计内容

经济责任审计社会关注度高，必须恪守审计边界，坚持法治思维和原则，严格依照法定职责、权限和程序行使审计监督权，突出重点，深化工作。随着审计实践的深入，经济责任的内涵不断丰富和发展，必须做到既不越位也不缺位。

（1）明晰审计边界。经济责任审计不同于巡视、巡察、人事考核，应聚焦领导干部经济责任履行情况做出评价，不应涉及选人用人、作风建设等超越审计范围的内容，不能超越法定职责权限进行评价，对审计中未涉及、审计证据不充分或者不适当的事项不作评价；实施党政同步审计时，要充分考虑党政领导干部经济责任的联系与区别，做到审计内容各有侧重，对于审计查出的问题，分别界定领导干部应承担的责任，明晰权责边界。

（2）聚焦经济责任事项。实践中，要考虑不同类别、不同级次、不同地区公立医院领导干部履职特点、资源禀赋等实际，把握总体情况，并因地制宜、科学合理地确定审计重点，紧扣党和国家医疗卫生事业方针政策、决策部署，关注国家卫生健康战略、专项规划和目标责任完成情况，关注公立医院财政资金使用、国有资产管理与处置、公共卫生资源配置和交易等重大经济事项决策、执行和效果情况，关注公立医院债务、金融等风险防范化解情况等，围绕公立医院领导干部在经济活动中"应该干什么、干了什么、怎么干的、干得如何"等内容开展审计。

（3）明确时空范围。时间上聚焦被审计领导干部任职期间，必要时追溯到相关年度，促进公立医院领导干部"新官要理旧账"、更重长远利益而非只看眼前利益；空间上聚焦被审计单位本级及所属部门，必要时将关联单位（如专业学会）普遍性、典型性、倾向性的问题以及与被审计领导干部存在较大关联的经济事项纳入审计范围。

7.1.4　提高审计评价要求调整责任类型

审计评价是经济责任审计的核心环节，是经济责任审计独有且显著区别于其他审计的内容。

（1）坚持客观审慎。对领导干部任职期间经济责任履行情况进行评价，一定要客观公正、实事求是，经济责任审计不是对被审计领导干部的全面评价，要在审计查证或者认定事实的基础上，定性和定量评价相结合，分类设定简明实用的评价指标，为干部管理监督部门提供重要参考。总体评价时，既可以概要写实，也可以在建立完善评价指标体系的基础上探索进行量化分等评价；正面评价时，防止超越审计范围，防止把整个医院的成绩简单归入领导干部个人业绩，防止"见树不见林""审账不审人""有结论无支撑""审计评价前后矛盾"等。审计评价一定要有扎实、充分的审计证据支持，经过审计查证或者注明引用来源；评价问题时，要防止以偏概全、帽大事小，写明定责依据，如决策过程、发挥作用等。

（2）认真梳理责任链条。对于审计发现的问题，在界定责任时，应按照权责一致原则，坚持全过程"扫描式"审计，从"最先一公里"到"最后一公里"，深入了解政策层次、决策层次到经办层次相关人员的责任落实情况，必要时追根溯源，综合考虑相关问题的背景、决策过程、性质、后果等，防止简单地依据是否分管、是否开会、是否圈阅等形式要件界定责任。

（3）贯彻落实"三个区分开来"重要要求。坚持实事求是，透过现象看本质，深入剖析，对领导干部改革创新中的失误和错误，区分无意过失与明知故犯、工作失误与失职渎职、探索实践与以权谋私，经综合研判，确定能否免于追责或者从轻定责；科学判断和合理认定问题的"后果"，不仅包含资金资产资源损失浪费、生态环境破坏、公共利益损害、会计信息不实等相对直观、易于发现和取证的情况，还包含造成的恶劣影响、潜在的社会、经济损失浪费和风险隐患等相对隐蔽但直接影响经济社会或事业发展的情况。

7.1.5 规范审计组织实施强化质量控制

经济责任审计对象特殊、政策性强、涉及面广、要求高，必须坚持依规治党和依法治国相结合。在组织实施的过程中，应分环节、分层级、全方位落实审计质量控制责任，优化工作流程，严格规范程序。

（1）强化源头控制。发挥经济责任审计的综合性优势，以其为平台，统筹其他审计项目，科学制订审计计划，积极开展党政领导干部同步审计，提高任中审计比重；制订年度审计项目计划时，优先考虑重点医院、关键岗位以及任职时间较长或较长时间内未接受过审计的领导干部，结合各医院党委、行政换届情况等科学安排项目计划，避免不顾审计资源盲目安排项目等情况，确保审计质量。

（2）加强项目管理。健全规范化体系，加强审计现场管理和非现场管理，做实做细审计方案，坚持依法文明审计，调阅与领导干部任职期间履行经济责任有关的会议记录、纪要，涉及个人相关信息查询时按规定严格履行报批程序，加强上下联动和横向协作，及时纠偏纠错，信息共享，扎实做好复核审理，做到有记录、可追溯、可检查，确保评价标准一致可比，增强报告可读可用性，持续跟踪审计整改落实情况，督促审计问题整改"见底清零"，防止屡审屡犯。

（3）保障公立医院领导干部及其所在单位的合法权益。坚持换位思考，及时送达审计通知书、审计报告等，充分听取审计对象及其所在单位的意见，认真研究修改，确保审计结论禁得起检验。探索与组织部门等成员单位和主管部门建立常态化的工作机制，在项目结束后，组织召开审计结果反馈会议，督促整改落实，推动将审计结果以及整改情况纳入被审计单位领导班子党风廉政建设责任制检查考核的内容，并作为领导班子民主生活会以及领导班子成员述职述廉的重要内容。

7.1.6　坚持科技强审提升能力素质

在新时代，公立医院经济责任审计任务将更加艰巨，必须坚持科技强审，在盘活用好审计资源上下功夫、挖潜力，以人为本，向统筹要效率，以创新提效能。

（1）充分发挥数据要素价值。坚持科技强审，完善经济责任审计数据规划，做好数据资源的收集、共享、统筹和整合，探索推进公立医院经济责任审计管理平台建设，健全完善审计对象库和成果库，创新优化流程管理，关键环节入系统、进流程；加强系统行业数据的综合比对和关联分析，把握总体，精准发力，运用大数据技术查核问题、评价判断、宏观分析，提升运用数据分析解决审计问题的能力。

（2）培养审计人才队伍。事业发展关键在人，要充分发挥经济责任审计联席会议平台作用，利用各方资源，培养人才队伍，以提升政治能力、专业能力、宏观政策研究能力和信息化能力为目标，坚持"软""硬"并举和"内""外"共建，加强实践锻炼，提升政治能力和专业素养，增强战略思维、历史思维、创新思维、辩证思维、法治思维、底线思维能力，努力打造信念坚定、业务精通、作风务实、清正廉洁的高素质专业化审计干部队伍，为推动公立医院领导干部经济责任审计工作高质量发展奠定坚实基础。

7.2 提升路径

7.2.1 加强组织领导，建立有效的组织架构

根据《中华人民共和国审计法》和国家审计署《关于内部审计工作规定》、原卫计委《卫生计生系统内部审计工作规定》，各级卫生健康行政主管部门应该设立独立的内审机构，各二级以上公立医院应该设置独立的内审机构，负责实施公立医院领导干部的经济责任审计评价工作，各级卫生健康行政主管部门审计委员会主任应由主要领导担任，直属各医院内审处（科）、人事处（科）和纪检监察办的负责人担任委员会成员。委员会下设审计办公室（与机关审计处合署办公），负责编制年度公立医院领导干部经济责任审计计划，建立健全经济责任审计制度，监督落实审计领导小组决策，向领导小组汇报工作中的重大问题，提出经济责任审计建议等。委员会各组成部门须依照经济责任审计工作制度，各司其职、高效配合，逐步形成制度完善、管理规范、运行高效的工作运行机制。

7.2.2　集中人才资源，建立专家库

公立医院领导干部经济责任审计的实施主体是审计人员，该项工作对政策性、专业性、技术性要求很高，为了保证审计政策的有效实施，保证审计过程的客观性，按照现有的编制配置，必须加强审计队伍建设，对审计人员集中培训、使用，以满足内在素质的新要求。

建立经济责任审计专家库，入库审计人员要由具备丰富审计工作经验，来自不同单位的专业审计人员组成，且使用"专业阵列式"方法，使审计成员进一步优化，充分发挥专家智慧，更好地推进经济责任审计工作。为了保证专家库的有效实施，应该设立审计专家的标准条件，即列明遴选标准，如专业知识技能、实践经验、技术优势等。根据标准条件，将符合条件的审计人才纳入专家库，作为人才储备，等到相关审计项目需要时，根据专家的专业特长以及专家人才库的管理办法，抽调相应专家参加审计工作，统一调配、使用审计人才资源，以利于增强审计项目小组的专业性，也在一定程度上保证审计过程的客观性。

7.2.3　实施职责分担，共享审计信息

进一步准确划分经济责任审计中相关职责的分担原则，是稳步、健康地推进该项工作的政策保障。公立医院领导干部对其所处的部门或单位的管理工作负责，对所承担的经济责任负全面责任。需要根据受托责任的分层性、递进性和经济责任分工原则，进行评价。实践中，评价要根据公立医院自身业务特点、当地医疗行业发展水平、领导干部所处岗位、所在单位主要的业务活动及管理特点、委托审计的特定需求，有所取舍、有所侧重；

相近岗位领导干部可以共享审计评价指标信息，提高效率。

7.2.4 充分应用信息技术，大数据＋审计技术应用

随着医疗系统信息技术的飞速发展，实施经济责任审计可以充分利用信息技术，融入医院 HIS 系统，实现医院管理数据共用共享，按照统一评价指标，建立相应模块，及时掌握各项制度实行的情况，并对公立医院领导干部经济行为实时监督，争取做到事前监督，防患于未然，同时将公立医院领导干部的履职尽责情况相关指标评价信息，有选择地在平台上共享相关资源，使公立医院领导干部经济责任审计监督工作系统透明化、公开化。

（1）通过建立经济责任审计评价大数据平台，自动对被评价单位数据进行定量与定性指标的计算，其中定性指标要通过数据的处理，转换为定量数据进入下一阶段。

（2）对这些评价数据利用基础支撑技术进行指标筛选和疑点分析。

①指标筛选与数据挖掘。通过多维分析（OLAP）和聚类分析等手段来分析数据之间的关联，还可以利用数据加工工具如 SQLEM、CLEMATINE 等进行数据挖掘。例如，可以通过编写相应的 SQL 语句，对审计敏感事件进行筛选、分析，从而确定评价的重点对象；如果触及一些非结构化文本数据，如 APP、PC-Web 等文本数据，便可利用 JSSDK、C++ 或者自编算法程序等对其进行挖掘和分析。

②疑点发现技术。主要利用业务模型比对、区域数据对比等方法，来分析挖掘数据中隐含的异常信息，必要时进行重新评价。

通过基础支撑技术进行审计数据在线监测，其间可以利用 SASBase 等工具对实时数据进行归集整理，所存数据将用于构建经济责任审计评价大数据管理系统，一方面利用大数据自动分析行业差距、区域差距，行业数据特征、区域数据特征，由此对公立医院领导干部经济责任履行结果做出客观、公正、公平的评价，降低政策风险，及时发现问题；另一方面，通过大量历史数据的二次利用，审计人员能分析发现某种变化趋势，作为历史数据（过去）与预测数据（未来）的一个关联证据链，使前后形成连接。这种趋势或能及时预警，并能帮助审计人员不断更新调整评价方案，以更好地适应多变的评价环境。

③通过信息系统智能进行评价，形成评价结论。由于大数据的反馈与算法的不断迭代，使初始构建的指标体系（含权重）与评价标准可进行"自我学习"与"知识自增长"，即可根据法规调整、评价目的、评价地区的实际情况进行动态调整，通过技术手段真正实现前瞻性与可扩展性。

7.2.5　加强评价结果应用，构建严密有效的监督问责机制

评价结果是在完成评价工作后形成的、全面反映公立医院领导干部经济责任审计情况的事项、结论等内容，主要以经济责任审计评价报告为载体。评价结果应用是对评价结果反馈、考核挂钩和信息公开的过程。开展评价只是过程和手段，评价的目的旨在改进和提升医院运行效率和管理水平。评价结果应用对于经济责任审计评价发现的问题，应督促整改和监督问责，以此为契机完善机制漏洞，防范运营风险。对于整改不到位的情况，在条件成熟的情况下可开展后续跟踪审计，加大问责力度，以评价结果推

动整改，以整改促进管理水平的提高。

7.2.6　落实加强后续跟踪审计

后续跟踪审计是指审计部门对被实施审计的公立医院领导干部及其单位进行经济责任审计所发现问题及处理决定，而采取的整改措施及对实施效果的后续跟踪审计，从而真正落实审计监督机制。后续审计将提高经济责任审计效率与效果，促进经济责任审计的进一步落实。

另外，后续审计应体现重要问题优先的后评价整改原则，即主要针对重要问题的纠正措施和整改情况进行审计，未进行整改或整改不到位的，要进一步查明原因，提出审计意见，并报告管理层。如因被审计单位的外部环境、内部控制等因素发生重大变化，使原有审计决定和建议不再适用，应进行必要的修订，并在上报管理层的报告中予以说明。

综上所述，通过加强组织领导，设立专家库，对公立医院领导干部经济责任审计评价体系采取设计、实施、后续评价的系统流程，实现源头上预防与治理腐败结合起来，卫健系统审计主体要认真贯彻落实党中央和国家、卫生健康部门的重大决策部署和财经法规，履职尽责，进一步推进经济责任审计工作的整体谋划和统筹机制；其他相关部门协同配合，并将审计监督结合组织人事、纪检监察和巡视巡察等监督，加大监督合力。公立医院领导干部要带头落实国家相关规定，以接受审计为契机，自觉接受经济责任审计监督，努力做到廉洁用权、秉公用权和依法用权；带头维护公立医院公益性，推动单位科学发展，遵守有关法律法规和财经纪律，完成既定绩效目标，落实公共卫生政策，关注党中央提出的惩治腐败体系中的廉政文化建设，推动卫生行业党风廉政建设不断深入，促进新时代经济责任审计工作质量和水平的不断提升。

"法与时转则治，治与世宜则有功"。随着经济社会的发展，经济责任审计工作将不断深化，规定在施行过程中必然会遇到一些新情况新问题，需要我们审计人在实践中继续创新和探索，与时俱进，细化完善，不断再上新台阶。

第 8 章 结论与展望

8.1 结论

8.1.1 结论

领导干部经济责任审计具有非常强烈的中国化特征，其充分地代表了我国不断升级和发展的社会环境、法律环境、政治环境以及经济环境。因此，大力开展经济责任审计评价工作，能够促进公立医院领导干部遵守财经法纪，促进其廉洁自律，积极开拓和总结先进的医院管理理念和实践经验，促进业界声誉向好的方面转化，完善医患关系的良性循环。

只有先确定评价的原则及标准，评价的方法以及评价内容，才能有效地针对公立医院领导干部经济责任的履行情况做出相对应的公正的评价。

构建公立医院领导干部经济责任审计的主要方式是运用层次分析法，结合专家分析，针对所有指标权重开展取值工作以及一致性检验，建立健全的评价指标体系，实现最终的综合评价。

8.1.2　完善和改进

以层次分析综合评价方法来构建评价模型，与实际运用还是存在较大差异，由于时间和能力有限，特别是疫情的意外发生，评价指标体系在实践中的实际运行情况验证工作被迫中断，也没有办法对模型的稳定性及有效性进行实际的测试。同时评分标准客观性不足，多数标准是根据审计经验作为主观判断。在今后的研究中，利用信息技术建立评价指标体系模块，还需在审计实务中进一步研究和论证，尽快完善和改进，成为成品加以运用，以提高审计结果的效率和精度。

8.2　展望

8.2.1　视评价的个性化和差异化特点，开展具有可操作性强的评价工作

公立医院按照不同的服务体系层级和服务重点，可分为大型公立医疗机构和基层医疗机构，与前者承担较为复杂的医疗服务活动不同，基层医疗机构以提供覆盖全民的公共卫生、初级卫生保健为主；按照服务内容的不同，公立医院分为综合性公立医院和专科公立医院；按照归口管理部门，公立医院分为（国家、省、市、县）属医院和校属医院等。由于不同公立医院各有特点，因此评价工作也不可能用一套指标来应用于所有医院。况且每个医院领导任期内的工作任务和工作重点也不尽相同，同一套指标在同一医院也不具备使用的连续性，在实际中必定会有所调整。公立医院领

导干部经济责任审计评价是一项政策性极强的实践工作，在实际工作中，依据实际工作需求调整丰富评价指标体系，重视评价指标体系的个性化和可操作性的特点，如依据年度工作重点来确定评价权重，依据医院的不同性质研究制定不同医院类型的评价指标体系，使得公立医院领导干部经济责任审计评价工作更具有针对性、客观性、公正性。

8.2.2 抓好顶层设计，研究出台与评价体系相配套的操作手册，以期服务审计实践工作

公立医院审计评价操作手册是评价工作的具体指引，有助于解决评价中可能出现的问题，对各公立医院开展标准化的经济责任审计工作有着重要的意义。因此，在研究评价体系的同时，还要考虑评价人员、被评价单位和个人的实际情况，针对不同类型的公立医院、针对不同审计人员的专业水准，研究制定详细的评价操作标准手册，以利于在审计实务工作中更加高效、准确。

附录1：党政主要领导干部和国有企事业单位主要领导人员经济责任审计规定

第一章 总则

第一条 为了坚持和加强党对审计工作的集中统一领导，强化对党政主要领导干部和国有企事业单位主要领导人员（以下统称领导干部）的管理监督，促进领导干部履职尽责、担当作为，确保党中央令行禁止，根据《中华人民共和国审计法》和有关党内法规，制定本规定。

第二条 经济责任审计工作以马克思列宁主义、毛泽东思想、邓小平理论、"三个代表"重要思想、科学发展观、习近平新时代中国特色社会主义思想为指导，增强"四个意识"、坚定"四个自信"、做到"两个维护"，认真落实党中央、国务院决策部署，紧紧围绕统筹推进"五位一体"总体布局和协调推进"四个全面"战略布局，贯彻新发展理念，聚焦经济责任，客观评价，揭示问题，促进经济高质量发展，促进全面深化改革，促进权力规范运行，促进反腐倡廉，推进国家治理体系和治理能力现代化。

第三条 本规定所称经济责任，是指领导干部在任职期间，对其管辖范围内贯彻执行党和国家经济方针政策、决策部署，推动经济和社会事业发展，管理公共资金、国有资产、国有资源，防控重大经济风险等有关经济活动应当履行的职责。

第四条 领导干部经济责任审计对象包括：

（一）地方各级党委、政府、纪检监察机关、法院、检察院的正职领导干部或者主持工作 1 年以上的副职领导干部；

（二）中央和地方各级党政工作部门、事业单位和人民团体等单位的正职领导干部或者主持工作 1 年以上的副职领导干部；

（三）国有和国有资本占控股地位或者主导地位的企业（含金融机构，以下统称国有企业）的法定代表人或者不担任法定代表人但实际行使相应职权的主要领导人员；

（四）上级领导干部兼任下级单位正职领导职务且不实际履行经济责任时，实际分管日常工作的副职领导干部；

（五）党中央和县级以上地方党委要求进行经济责任审计的其他主要领导干部。

第五条 领导干部履行经济责任的情况，应当依规依法接受审计监督。

经济责任审计可以在领导干部任职期间进行，也可以在领导干部离任后进行，以任职期间审计为主。

第六条 领导干部的经济责任审计按照干部管理权限确定。遇有干部管理权限与财政财务隶属关系等不一致时，由对领导干部具有干部管理权限的部门与同级审计机关共同确定实施审计的审计机关。

审计署审计长的经济责任审计，按照中央审计委员会的决定组织实施。地方审计机关主要领导干部的经济责任审计，由地方党委与上一级审计机关协商后，由上一级审计机关组织实施。

第七条 审计委员会办公室、审计机关依规依法独立实施经济责任审计，任何组织和个人不得拒绝、阻碍、干涉，不得打击报复审计人员。

对有意设置障碍、推诿拖延的，应当进行批评和通报；造成恶劣影响的，应当严肃问责追责。

第八条 审计委员会办公室、审计机关和审计人员对经济责任审计工作中知悉的国家秘密、商业秘密和个人隐私，负有保密义务。

第九条 各级党委和政府应当保证履行经济责任审计职责所必需的机构、人员和经费。

第二章　组织协调

第十条 各级党委和政府应当加强对经济责任审计工作的领导，建立健全经济责任审计工作联席会议（以下简称联席会议）制度。联席会议由纪检监察机关和组织、机构编制、审计、财政、人力资源社会保障、国有资产监督管理、金融监督管理等部门组成，召集人由审计委员会办公室主任担任。联席会议在同级审计委员会的领导下开展工作。

联席会议下设办公室，与同级审计机关内设的经济责任审计机构合署办公。办公室主任由同级审计机关的副职领导或者相当职务层次领导担任。

第十一条 联席会议主要负责研究拟订有关经济责任审计的制度文件，监督检查经济责任审计工作情况，协调解决经济责任审计工作中出现的问题，推进经济责任审计结果运用，指导下级联席会议的工作，指导和监督部门、单位内部管理领导干部经济责任审计工作，完成审计委员会交办的其他工作。

联席会议办公室负责联席会议的日常工作。

第十二条 经济责任审计应当有计划地进行，根据干部管理监督需要和审计资源等实际情况，对审计对象实行分类管理，科学制订经济责任审计中长期规划和年度审计项目计划，推进领导干部履行经济责任情况审计全覆盖。

第十三条 年度经济责任审计项目计划按照下列程序制订：

（一）审计委员会办公室商同级组织部门提出审计计划安排，组织部门提出领导干部年度审计建议名单；

（二）审计委员会办公室征求同级纪检监察机关等有关单位意见后，纳入审计机关年度审计项目计划；

（三）审计委员会办公室提交同级审计委员会审议决定。

对属于有关主管部门管理的领导干部进行审计的，审计委员会办公室商有关主管部门提出年度审计建议名单，纳入审计机关年度审计项目计划，提交审计委员会审议决定。

第十四条 年度经济责任审计项目计划一经确定不得随意变更。确需调减或者追加的，应当按照原制定程序，报审计委员会批准后实施。

第十五条 被审计领导干部遇有被有关部门采取强制措施、纪律审查、监察调查或者死亡等特殊情况，以及存在其他不宜继续进行经济责任审计情形的，审计委员会办公室商同级纪检监察机关、组织部门等有关单位提出意见，报审计委员会批准后终止审计。

第三章　审计内容

第十六条 经济责任审计应当以领导干部任职期间公共资金、国有资产、国有资源的管理、分配和使用为基础，以领导干部权力运行和责任落实情况为重点，充分考虑领导干部管理监督需要、履职特点和审计资源等因素，依规依法确定审计内容。

第十七条 地方各级党委和政府主要领导干部经济责任审计的内容包括：

（一）贯彻执行党和国家经济方针政策、决策部署情况；

（二）本地区经济社会发展规划和政策措施的制定、执行和效果情况；

（三）重大经济事项的决策、执行和效果情况；

（四）财政财务管理和经济风险防范情况，民生保障和改善情况，生态文明建设项目、资金等管理使用和效益情况，以及在预算管理中执行机构编制管理规定情况；

（五）在经济活动中落实有关党风廉政建设责任和遵守廉洁从政规定情况；

（六）以往审计发现问题的整改情况；

（七）其他需要审计的内容。

第十八条 党政工作部门、纪检监察机关、法院、检察院、事业单位和人民团体等单位主要领导干部经济责任审计的内容包括：

（一）贯彻执行党和国家经济方针政策、决策部署情况；

（二）本部门本单位重要发展规划和政策措施的制定、执行和效果情况；

（三）重大经济事项的决策、执行和效果情况；

（四）财政财务管理和经济风险防范情况，生态文明建设项目、资金等管理使用和效益情况，以及在预算管理中执行机构编制管理规定情况；

（五）在经济活动中落实有关党风廉政建设责任和遵守廉洁从政规定情况；

（六）以往审计发现问题的整改情况；

（七）其他需要审计的内容。

第十九条 国有企业主要领导人员经济责任审计的内容包括：

（一）贯彻执行党和国家经济方针政策、决策部署情况；

（二）企业发展战略规划的制定、执行和效果情况；

（三）重大经济事项的决策、执行和效果情况；

（四）企业法人治理结构的建立、健全和运行情况，内部控制制度的制定和执行情况；

（五）企业财务的真实合法效益情况，风险管控情况，境外资产管理情况，生态环境保护情况；

（六）在经济活动中落实有关党风廉政建设责任和遵守廉洁从业规定情况；

（七）以往审计发现问题的整改情况；

（八）其他需要审计的内容。

第二十条 有关部门和单位、地方党委和政府的主要领导干部由上级领导干部兼任，且实际履行经济责任的，对其进行经济责任审计时，审计内容仅限于该领导干部所兼任职务应当履行的经济责任。

第四章　审计实施

第二十一条 审计委员会办公室、审计机关应当根据年度经济责任审计项目计划，组成审计组并实施审计。

第二十二条 对同一地方党委和政府主要领导干部，以及同一部门、单位 2 名以上主要领导干部的经济责任审计，可以同步组织实施，分别认定责任。

第二十三条 审计委员会办公室、审计机关应当按照规定，向被审计领导干部及其所在单位或者原任职单位（以下统称所在单位）送达审计通知书，抄送同级纪检监察机关、组织部门等有关单位。

地方审计机关主要领导干部的经济责任审计通知书，由上一级审计机关送达。

第二十四条 实施经济责任审计时，应当召开由审计组主要成员、被审计领导干部及其所在单位有关人员参加的会议，安排审计工作有关事项。联席会议有关成员单位根据工作需要可以派人参加。

审计组应当在被审计单位公示审计项目名称、审计纪律要求和举报电话等内容。

第二十五条 经济责任审计过程中，应当听取被审计领导干部所在单位领导班子成员的意见。

对地方党委和政府主要领导干部的审计，还应当听取同级人大常委会、政协主要负责同志的意见。

审计委员会办公室、审计机关应当听取联席会议有关成员单位的意见，及时了解与被审计领导干部履行经济责任有关的考察考核、群众反映、巡视巡察反馈、组织约谈、函询调查、案件查处结果等情况。

第二十六条 被审计领导干部及其所在单位，以及其他有关单位应当及时、准确、完整地提供与被审计领导干部履行经济责任有关的下列资料：

（一）被审计领导干部经济责任履行情况报告；

（二）工作计划、工作总结、工作报告、会议记录、会议纪要、决议决定、请示、批示、目标责任书、经济合同、考核检查结果、业务档案、机构编制、规章制度、以往审计发现问题整改情况等资料；

（三）财政收支、财务收支相关资料；

（四）与履行职责相关的电子数据和必要的技术文档；

（五）审计所需的其他资料。

第二十七条 被审计领导干部及其所在单位应当对所提供资料的真实性、完整性负责，并作出书面承诺。

第二十八条 经济责任审计应当加强与领导干部自然资源资产离任审计等其他审计的统筹协调，科学配置审计资源，创新审计组织管理，推动大数据等新技术应用，建立健全审计工作信息和结果共享机制，提高审计监督整体效能。

第二十九条 经济责任审计过程中，可以依规依法提请有关部门、单位予以协助。有关部门、单位应当予以支持,并及时提供有关资料和信息。

第三十条 审计组实施审计后,应当向派出审计组的审计委员会办公室、审计机关提交审计报告。

审计报告一般包括被审计领导干部任职期间履行经济责任情况的总体评价、主要业绩、审计发现的主要问题和责任认定、审计建议等内容。

第三十一条 审计委员会办公室、审计机关应当书面征求被审计领导干部及其所在单位对审计组审计报告的意见。

第三十二条 被审计领导干部及其所在单位应当自收到审计组审计报告之日起 10 个工作日内提出书面意见;10 个工作日内未提出书面意见的,视同无异议。

审计组应当针对被审计领导干部及其所在单位提出的书面意见,进一步研究和核实,对审计报告作出必要的修改,连同被审计领导干部及其所在单位的书面意见一并报送审计委员会办公室、审计机关。

第三十三条 审计委员会办公室、审计机关按照规定程序对审计组审计报告进行审定,出具经济责任审计报告;同时出具经济责任审计结果报告,在经济责任审计报告的基础上,简要反映审计结果。

经济责任审计报告和经济责任审计结果报告应当事实清楚、评价客观、责任明确、用词恰当、文字精练、通俗易懂。

第三十四条 经济责任审计报告、经济责任审计结果报告等审计结论性文书按照规定程序报同级审计委员会,按照干部管理权限送组织部门。根据工作需要,送纪检监察机关等联席会议其他成员单位、有关主管部门。

地方审计机关主要领导干部的经济责任审计结论性文书,由上一级审

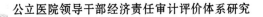

计机关送有关组织部门。根据工作需要，送有关纪检监察机关。

经济责任审计报告应当送达被审计领导干部及其所在单位。

第三十五条 经济责任审计中发现的重大问题线索，由审计委员会办公室按照规定向审计委员会报告。

应当由纪检监察机关或者有关主管部门处理的问题线索，由审计机关依规依纪依法移送处理。

被审计领导干部所在单位存在的违反国家规定的财政收支、财务收支行为，依法应当给予处理处罚的，由审计机关在法定职权范围内作出审计决定。

第三十六条 经济责任审计项目结束后，审计委员会办公室、审计机关应当组织召开会议，向被审计领导干部及其所在单位领导班子成员等有关人员反馈审计结果和相关情况。联席会议有关成员单位根据工作需要可以派人参加。

第三十七条 被审计领导干部对审计委员会办公室、审计机关出具的经济责任审计报告有异议的，可以自收到审计报告之日起 30 日内向同级审计委员会办公室申诉。审计委员会办公室应当组成复查工作小组，并要求原审计组人员等回避，自收到申诉之日起 90 日内提出复查意见，报审计委员会批准后作出复查决定。复查决定为最终决定。

地方审计机关主要领导干部对上一级审计机关出具的经济责任审计报告有异议的，可以自收到审计报告之日起 30 日内向上一级审计机关申诉。上一级审计机关应当组成复查工作小组，并要求原审计组人员等回避，自收到申诉之日起 90 日内作出复查决定。复查决定为最终决定。

本条规定的期间的最后一日是法定节假日的，以节假日后的第一个工作日为期间届满日。

第五章　审计评价

第三十八条 审计委员会办公室、审计机关应当根据不同领导职务的职责要求，在审计查证或者认定事实的基础上，综合运用多种方法，坚持定性评价与定量评价相结合，依照有关党内法规、法律法规、政策规定、责任制考核目标等，在审计范围内，对被审计领导干部履行经济责任情况，包括公共资金、国有资产、国有资源的管理、分配和使用中个人遵守廉洁从政（从业）规定等情况，做出客观公正、实事求是的评价。

审计评价应当有充分的审计证据支持，对审计中未涉及的事项不作评价。

第三十九条 对领导干部履行经济责任过程中存在的问题，审计委员会办公室、审计机关应当按照权责一致原则，根据领导干部职责分工，综合考虑相关问题的历史背景、决策过程、性质、后果和领导干部实际所起的作用等情况，界定其应当承担的直接责任或者领导责任。

第四十条 领导干部对履行经济责任过程中的下列行为应当承担直接责任：

（一）直接违反有关党内法规、法律法规、政策规定的；

（二）授意、指使、强令、纵容、包庇下属人员违反有关党内法规、法律法规、政策规定的；

（三）贯彻党和国家经济方针政策、决策部署不坚决不全面不到位，造成公共资金、国有资产、国有资源损失浪费，生态环境破坏，公共利益损害等后果的；

（四）未完成有关法律法规规章、政策措施、目标责任书等规定的领导干部作为第一责任人（负总责）事项，造成公共资金、国有资产、国有资源损失浪费，生态环境破坏，公共利益损害等后果的；

（五）未经民主决策程序或者民主决策时在多数人不同意的情况下，直接决定、批准、组织实施重大经济事项，造成公共资金、国有资产、国有资源损失浪费，生态环境破坏，公共利益损害等后果的；

（六）不履行或者不正确履行职责，对造成的后果起决定性作用的其他行为。

第四十一条 领导干部对履行经济责任过程中的下列行为应当承担领导责任：

（一）民主决策时，在多数人同意的情况下，决定、批准、组织实施重大经济事项，由于决策不当或者决策失误造成公共资金、国有资产、国有资源损失浪费，生态环境破坏，公共利益损害等后果的；

（二）违反部门、单位内部管理规定造成公共资金、国有资产、国有资源损失浪费，生态环境破坏，公共利益损害等后果的；

（三）参与相关决策和工作时，没有发表明确的反对意见，相关决策和工作违反有关党内法规、法律法规、政策规定，或者造成公共资金、国有资产、国有资源损失浪费，生态环境破坏，公共利益损害等后果的；

（四）疏于监管，未及时发现和处理所管辖范围内本级或者下一级地区（部门、单位）违反有关党内法规、法律法规、政策规定的问题，造成公共资金、国有资产、国有资源损失浪费，生态环境破坏，公共利益损害等后果的；

（五）除直接责任外，不履行或者不正确履行职责，对造成的后果应当承担责任的其他行为。

第四十二条 对被审计领导干部以外的其他责任人员，审计委员会办公室、审计机关可以适当方式向有关部门、单位提供相关情况。

第四十三条 审计评价时，应当把领导干部在推进改革中因缺乏经验、先行先试出现的失误和错误，同明知故犯的违纪违法行为区分开来；把上级尚无明确限制的探索性试验中的失误和错误，同上级明令禁止后依然我行我素的违纪违法行为区分开来；把为推动发展的无意过失，同为谋取私利的违纪违法行为区分开来。对领导干部在改革创新中的失误和错误，正确把握事业为上、实事求是、依纪依法、容纠并举等原则，经综合分析研判，可以免责或者从轻定责，鼓励探索创新，支持担当作为，保护领导干部干事创业的积极性、主动性、创造性。

第六章　审计结果运用

第四十四条 各级党委和政府应当建立健全经济责任审计情况通报、责任追究、整改落实、结果公告等结果运用制度，将经济责任审计结果以及整改情况作为考核、任免、奖惩被审计领导干部的重要参考。

经济责任审计结果报告以及审计整改报告应当归入被审计领导干部本人档案。

第四十五条 审计委员会办公室、审计机关应当按照规定以适当方式通报或者公告经济责任审计结果，对审计发现问题的整改情况进行监督检查。

第四十六条 联席会议其他成员单位应当在各自职责范围内运用审计结果：

（一）根据干部管理权限，将审计结果以及整改情况作为考核、任免、奖惩被审计领导干部的重要参考；

（二）对审计发现的问题作出进一步处理；

（三）加强审计发现问题整改落实情况的监督检查；

（四）对审计发现的典型性、普遍性、倾向性问题和提出的审计建议及时进行研究，将其作为采取有关措施、完善有关制度规定的重要参考。

联席会议其他成员单位应当以适当方式及时将审计结果运用情况反馈审计委员会办公室、审计机关。党中央另有规定的，按照有关规定办理。

第四十七条 有关主管部门应当在各自职责范围内运用审计结果：

（一）根据干部管理权限，将审计结果以及整改情况作为考核、任免、奖惩被审计领导干部的重要参考；

（二）对审计移送事项依规依纪依法作出处理处罚；

（三）督促有关部门、单位落实审计决定和整改要求，在对相关行业、单位管理和监督中有效运用审计结果；

（四）对审计发现的典型性、普遍性、倾向性问题和提出的审计建议及时进行研究，并将其作为采取有关措施、完善有关制度规定的重要参考。

有关主管部门应当以适当方式及时将审计结果运用情况反馈审计委员会办公室、审计机关。

第四十八条 被审计领导干部及其所在单位根据审计结果，应当采取以下整改措施：

（一）对审计发现的问题，在规定期限内进行整改，将整改结果书面报告审计委员会办公室、审计机关，以及组织部门或者主管部门；

（二）对审计决定，在规定期限内执行完毕，将执行情况书面报告审计委员会办公室、审计机关；

（三）根据审计发现的问题，落实有关责任人员的责任，采取相应的处理措施；

（四）根据审计建议，采取措施，健全制度，加强管理；

（五）将审计结果以及整改情况纳入所在单位领导班子党风廉政建设责任制检查考核的内容，作为领导班子民主生活会以及领导班子成员述责述廉的重要内容。

第七章　附则

第四十九条 审计委员会办公室、审计机关和审计人员，被审计领导干部及其所在单位，以及其他有关单位和个人在经济责任审计中的职责、权限、法律责任等，本规定未作规定的，依照党中央有关规定、《中华人民共和国审计法》、《中华人民共和国审计法实施条例》和其他法律法规执行。

第五十条 有关部门、单位对内部管理领导干部开展经济责任审计参照本规定执行，或者根据本规定制定具体办法。

第五十一条 本规定由中央审计委员会办公室、审计署负责解释。

第五十二条 本规定自 2019 年 7 月 7 日起施行。2010 年 10 月 12 日中共中央办公厅、国务院办公厅印发的《党政主要领导干部和国有企业领导人员经济责任审计规定》同时废止。

附录2：第2205号内部审计
具体准则——经济责任审计

第一章 总则

第一条 为了贯彻落实《党政主要领导干部和国有企事业单位主要领导人员经济责任审计规定》，坚持和加强党对审计工作的集中统一领导，强化对部门、单位（以下统称单位）内部管理主要领导干部和主要领导人员（以下统称领导干部）的管理监督，规范开展经济责任审计工作，提高审计质量和效果，根据有关党内法规、《审计署关于内部审计工作的规定》（中华人民共和国审计署令第11号）、《内部审计基本准则》及相关内部审计具体准则，制定本准则。

第二条 本准则所称经济责任，是指领导干部在本单位任职期间，对其管辖范围内贯彻执行党和国家经济方针政策、决策部署，推动本单位事业发展，管理公共资金、国有资产、国有资源，防控经济风险等有关经济活动应当履行的职责。

第三条 本准则所称经济责任审计，是指内部审计机构、内部审计人员对本单位所管理的领导干部在任职期间的经济责任履行情况的监督、评价和建议活动。

第四条 经济责任审计工作以马克思列宁主义、毛泽东思想、邓小平理论、"三个代表"重要思想、科学发展观、习近平新时代中国特色社会主义思想为指导，贯彻创新、协调、绿色、开放、共享的新发展理念，聚焦经济责任，客观评价，揭示问题，促进党和国家经济方针政策和决策部署的落实，促进领导干部履职尽责和担当作为，促进权力规范运行和反腐倡廉，促进组织规范管理和目标实现。

第五条 本准则适用于党政工作部门、纪检监察机关、法院、检察院、事业单位和人民团体，国有及国有资本占控股地位或主导地位的企业（含金融机构）等单位的内部审计机构、内部审计人员所从事的经济责任审计活动，其他类型单位可以参照执行。

第二章　一般原则

第六条 经济责任审计的对象包括：党政工作部门、纪检监察机关、法院、检察院、事业单位和人民团体等单位所属独立核算单位的主要领导干部，以及所属非独立核算但负有经济管理职能单位的主要领导干部；企业（含金融机构）本级中层主要领导干部，下属全资、控股或占主导地位企业的主要领导干部，以及对经营效益产生重大影响或掌握重要资产的部门和机构的主要领导干部；上级要求以及本单位内部确定的其他重要岗位人员等。

第七条 经济责任审计可以在领导干部任职期间进行，也可以在领导干部离任后进行，以任职期间审计为主。

第八条 经济责任审计应当根据干部监督管理需要和审计资源等实际情况有计划地进行，对审计对象实行分类管理，科学制订年度审计计划，推进领导干部履行经济责任情况审计全覆盖。

第九条 经济责任审计一般由内部审计机构商同级组织人事部门，或者根据组织人事部门的书面建议，拟定经济责任审计项目安排，纳入年度审计计划，报本单位党组织、董事会（或者主要负责人）批准后组织实施。

经济责任年度审计计划确定后，一般不得随意调整。确需调整的，应当按照管理程序，报本单位党组织、董事会（或者主要负责人）批准后实施。

第十条 被审计领导干部遇有被国家机关采取强制措施、纪律审查、监察调查或者死亡等特殊情况，以及存在其他不宜继续进行经济责任审计情形的，内部审计机构应商本单位纪检监察机构、组织人事部门等有关部门并提出意见，报本单位党组织、董事会（或者主要负责人）批准后终止审计程序。

第十一条 各单位可以结合实际情况，建立健全经济责任审计工作组织协调机制，成立相应的经济责任审计工作协调机构（以下统称协调机构），负责研究制定本单位有关经济责任审计的制度文件，监督检查经济责任审计工作情况，协调解决工作中出现的问题，推进经济责任审计结果运用。协调机构在本单位党组织、董事会（或者主要负责人）的领导下开展工作。

第十二条 协调机构一般由内部审计、纪检监察、组织人事及其他相关监督管理职能部门组成。协调机构下设办公室，负责日常工作，办公室设在内部审计机构，办公室主任由内部审计机构负责人担任。

第三章　审计内容

第十三条　内部审计机构应当根据被审计领导干部的职责权限和任职期间履行经济责任情况，结合被审计领导干部监督管理需要、履职特点、审计资源及其任职期间所在单位的实际情况，依规依法确定审计内容。

第十四条　经济责任审计的主要内容一般包括：

（一）贯彻执行党和国家经济方针政策和决策部署，推动单位可持续发展情况；

（二）发展战略的制定、执行和效果情况；

（三）治理结构的建立、健全和运行情况；

（四）管理制度的健全和完善，特别是内部控制和风险管理制度的制定和执行情况，以及对下属单位的监管情况；

（五）有关目标责任制完成情况；

（六）重大经济事项决策程序的执行情况及其效果；

（七）重要经济项目的投资、建设、管理及效益情况；

（八）财政、财务收支的真实、合法和效益情况；

（九）资产的管理及保值增值情况；

（十）自然资源资产管理和生态环境保护责任的履行情况；

（十一）境外机构、境外资产和境外经济活动的真实、合法和效益情况；

（十二）在经济活动中落实有关党风廉政建设责任和遵守廉洁从业规定情况；

（十三）以往审计发现问题的整改情况；

（十四）其他需要审计的内容。

第四章　审计程序和方法

第十五条　经济责任审计可分为审计准备、审计实施、审计报告和后续审计四个阶段。

（一）审计准备阶段主要工作包括：组成审计组、开展审前调查、编制审计方案和下达审计通知书。审计通知书送达被审计领导干部及其所在单位，并抄送同级纪检监察机构、组织人事部门等有关部门。

（二）审计实施阶段主要工作包括：召开审计进点会议、收集有关资料、获取审计证据、编制审计工作底稿、与被审计领导干部及其所在单位交换意见。被审计领导干部应当参加审计进点会并述职。

（三）审计报告阶段主要工作包括：编制审计报告、征求意见、修改与审定审计报告、出具审计报告、建立审计档案。

（四）后续审计阶段主要工作包括：移交重大审计线索、推进责任追究、检查审计发现问题的整改情况和审计建议的实施效果。

第十六条　对单位内同一部门、同一所属单位的 2 名以上领导干部的经济责任审计，可以同步组织实施，分别认定责任。

第十七条　内部审计人员应当考虑审计目标、审计重要性、审计风险和审计成本等因素，综合运用审核、观察、监盘、访谈、调查、函证、计算和分析等审计方法，充分运用信息化手段和大数据分析，获取相关、可靠和充分的审计证据。

第五章 审计评价

第十八条 内部审计机构应当根据被审计领导干部的职责要求，依据有关党内法规、法律法规、政策规定、责任制考核目标等，结合所在单位的实际情况，根据审计查证或者认定的事实，坚持定性评价与定量评价相结合，客观公正、实事求是地进行审计评价。

第十九条 审计评价应当遵循全面性、重要性、客观性、相关性和谨慎性原则。审计评价应当与审计内容相一致，一般包括被审计领导干部任职期间履行经济责任的主要业绩、主要问题以及应当承担的责任。

审计评价事项应当有充分的审计证据作支持，对审计中未涉及、审计证据不适当或不充分的事项不作评价。

第二十条 审计评价可以综合运用多种方法，主要包括：与同业对比分析和跨期分析；与被审计领导干部履行经济责任有关的指标量化分析；将被审计领导干部履行经济责任的行为或事项置于相关经济社会环境中进行对比分析等。

内部审计机构应当根据审计内容和审计评价的需要，合理选择定性和定量评价指标。

第二十一条 审计评价的依据一般包括：

（一）党和国家有关经济方针政策和决策部署；

（二）党内法规、法律、法规、规章、规范性文件；

（三）国家和行业的有关标准；

（四）单位的内部管理制度、发展战略、规划和目标；

（五）有关领导的职责分工文件，有关会议记录、纪要、决议和决定，有关预算、决算和合同，有关内部管理制度；

（六）有关主管部门、职能管理部门发布或者认可的统计数据、考核结果和评价意见；

（七）专业机构的意见和公认的业务惯例或者良好实务；

（八）其他依据。

第二十二条　对被审计领导干部履行经济责任过程中存在的问题，内部审计机构应当按照权责一致原则，根据领导干部职责分工及相关问题的历史背景、决策过程、性质、后果和领导干部实际发挥的作用等情况，界定其应当承担的直接责任或者领导责任。

内部审计机构对被审计领导干部应当承担责任的问题或者事项，可以提出责任追究建议。

第二十三条　领导干部对履行经济责任过程中的下列行为应当承担直接责任：

（一）直接违反有关党内法规、法律法规、政策规定的；

（二）授意、指使、强令、纵容、包庇下属人员违反有关党内法规、法律法规、政策规定的；

（三）贯彻党和国家经济方针政策、决策部署不坚决不全面不到位，造成公共资金、国有资产、国有资源损失浪费，生态环境破坏，公共利益损害等后果的；

（四）未完成有关法律法规规章、政策措施、目标责任书等规定的领导干部作为第一责任人（负总责）事项，造成公共资金、国有资产、国有资源损失浪费，生态环境破坏，公共利益损害等后果的；

（五）未经民主决策程序或者民主决策时在多数人不同意的情况下，直接决定、批准、组织实施重大经济事项，造成公共资金、国有资产、国有资源损失浪费，生态环境破坏，公共利益损害等后果的；

（六）不履行或者不正确履行职责，对造成的后果起决定性作用的其他行为的。

第二十四条　领导干部对履行经济责任过程中的下列行为应当承担领导责任：

（一）民主决策时，在多数人同意的情况下，决定、批准、组织实施重大经济事项，由于决策不当或者决策失误造成公共资金、国有资产、国有资源损失浪费，生态环境破坏，公共利益损害等后果的；

（二）违反单位内部管理规定造成公共资金、国有资产、国有资源损失浪费，生态环境破坏，公共利益损害等后果的；

（三）参与相关决策和工作时，没有发表明确的反对意见，相关决策和工作违反有关党内法规、法律法规、政策规定，或者造成公共资金、国有资产、国有资源损失浪费，生态环境破坏，公共利益损害等后果的；

（四）疏于监管，未及时发现和处理所管辖范围内本级或者下一级地区（部门、单位）违反有关党内法规、法律法规、政策规定的问题，造成公共资金、国有资产、国有资源损失浪费，生态环境破坏，公共利益损害等后果的；

（五）除直接责任外，不履行或者不正确履行职责，对造成的后果应当承担责任的其他行为的。

第二十五条 审计评价时，应当把领导干部在推进改革中因缺乏经验、先行先试出现的失误和错误，同明知故犯的违纪违法行为区分开来；把上级尚无明确限制的探索性试验中的失误和错误，同上级明令禁止后依然我行我素的违纪违法行为区分开来；把为推动发展的无意过失，同为谋取私利的违纪违法行为区分开来。正确把握事业为上、实事求是、依纪依法、容纠并举等原则，经综合分析研判，可以免责或者从轻定责，鼓励探索创新，支持担当作为，保护领导干部干事创业的积极性、主动性、创造性。

第二十六条 被审计领导干部以外的其他人员对有关问题应当承担的责任，内部审计机构可以以适当方式向组织人事部门等提供相关情况。

第六章　审计报告

第二十七条 审计组实施经济责任审计项目后，应当编制审计报告。

第二十八条 经济责任审计报告的内容，主要包括：

（一）基本情况，包括审计依据、实施审计的情况、被审计领导干部所在单位的基本情况、被审计领导干部的任职及分工情况等；

（二）被审计领导干部履行经济责任情况的总体评价；

（三）被审计领导干部履行经济责任情况的主要业绩；

（四）审计发现的主要问题和责任认定；

（五）审计处理意见和建议；

（六）以往审计发现问题的整改情况；

（七）其他必要的内容。

第二十九条　内部审计机构应当将审计组编制的审计报告书面征求被审计领导干部及其所在单位的意见。被审计领导干部及其所在单位在收到征求意见的审计报告后，应当在规定的时间内提出书面意见；逾期未提出书面意见的，视同无异议。

第三十条　审计组应当针对收到的书面意见，进一步核实情况，对审计报告作出必要的修改，连同被审计领导干部及其所在单位的书面意见一并报送内部审计机构审定。

第三十一条　内部审计机构按照规定程序审定并出具审计报告，同时可以根据实际情况出具经济责任审计结果报告，简要反映审计结果。

经济责任审计报告和经济责任审计结果报告应当事实清楚、评价客观、责任明确、用词恰当、文字精练、通俗易懂。

第三十二条　内部审计机构应当将审计报告、审计结果报告按照规定程序报本单位党组织、董事会（或者主要负责人）；提交委托审计的组织人事部门；送纪检监察机构等协调机构成员部门。

审计报告送达被审计领导干部及其所在单位和相关部门。

第七章　审计结果运用

第三十三条　内部审计机构应当推动经济责任审计结果的充分运用，推进单位健全经济责任审计整改落实、责任追究、情况通报等制度。

第三十四条　内部审计机构发现被审计领导干部及其所在单位违反党内法规、法律法规和规章制度时，应当建议由单位的权力机构或有关部门对责任单位和责任人员作出处理、处罚决定；发现涉嫌违法犯罪线索时，应当及时报告本单位党组织、董事会（或者主要负责人）。

第三十五条　内部审计机构应当推动经济责任审计结果作为干部考核、任免和奖惩的重要依据。推动被审计领导干部及其所在单位将审计结果以及整改情况纳入所在单位领导班子党风廉政建设责任制考核的内容，作为领导班子民主生活会以及领导班子成员述责述廉的重要内容。

经济责任审计结果报告应当按照规定归入被审计领导干部本人档案。

第三十六条　内部审计机构应当推动建立健全单位纪检监察等其他内部监督管理职能部门的协调贯通机制，在各自职责范围内运用审计结果。

第三十七条　内部审计机构应当及时跟踪、了解、核实被审计领导干部及其所在单位对于审计发现问题和审计建议的整改落实情况。必要时，内部审计机构应当开展后续审计，审查和评价被审计领导干部及其所在单位对审计发现问题的整改情况。

第三十八条　内部审计机构应当将经济责任审计结果和被审计领导干部及其所在单位的整改落实情况，在一定范围内进行通报；对审计发现的典型性、普遍性、倾向性问题和有关建议，以综合报告、专题报告等形式报送党组织、董事会（或者主要负责人），提交有关部门。

第三十九条　内部审计机构应当有效利用国家审计机关、上级单位对本单位实施经济责任审计的成果，督促本单位及所属单位整改审计发现问题，落实审计建议。

第八章　附则

第四十条　本准则由中国内部审计协会发布并负责解释。

第四十一条　本准则自 2021 年 3 月 1 日起施行。2016 年 3 月 1 日起施行的《第 2205 号内部审计具体准则——经济责任审计》同时废止。

附录3：电话访谈提纲

受新冠肺炎疫情影响，以下是通过电话访谈的方式对公立医院领导干部经济责任审计评价所做调查的访谈提纲，本次调查是在上海市、江苏省、安徽省选择3家三级甲等医院、3家二级甲等医院进行的。电话访问的对象是医院内部审计负责人或具有一定工作经验的审计人员。

1.贵院是否进行过经济责任审计？从什么时候开始有经济责任审计的？

2.贵院审计部门的在职人员多少？是否有经济责任审计岗位？

3.贵院是否制定有关经济责任审计的制度文件？

4.被审计的领导干部对经济责任审计工作的态度是什么样的？有没有相关部门的配合？

5.贵院有没有对审计结果进行过运用？

6.贵院经济责任审计实施办法有哪些？是否具有具体的评价体系？

7.审计前是否制订审计方案？是否按审计方案实施？

8. 贵院在经济责任审计时有没有借助过其他审计机构的技术力量？

9. 贵院经济责任审计的审计结果是否公示？

10 贵院开展内部经济责任审计最大的难点是什么？

11. 您对加强公立医院领导干部经济责任审计工作的建议是什么？

访谈调查结果与课题组掌握的情况基本一致。

参考文献

［1］ArthurH. Kent. Audits of Operation ［J］. The Internal Auditor, 1948（2）: 13–16.

［2］Government Accountability Office, GovernmentAuditing Standards ［S］. http// www.gov.GAO.com.1972.

［3］INCOSAL. General Statement of XII Incosai on Performance Audit ［J］. Audit of Public Enterprise & Audit Quality, 1986.

［4］Mayson. Performance Evaluation for Nonprofits: A Tested Method for Judging Your Organization's Performance ［J］. Nonprofit World, 1988（6）: 24–26.

［5］Kaplan, Norton. The balanced score card measures that drive performance ［J］. Harvard Business Review, 1992（1）: 71–80.

［6］Kaplan, Norton. Using the balanced scorecard as strategic management system［J］. Harvard Business Review, 1996（1）: 75-84.

［7］Wolfetal. Managerial ownership, accountingchoices［J］. Journal of Accounting and Economics, 1995（7）: 34-38.

［8］Theodore. Performance Evaluation for Nonprofits: A Tested Method for Judging Your Organization's Performance［J］. Nonprofit World, 2005（6）: 24-26.

［9］RaaumB. R, MorganL. S. PerformanceA uditing: A Measurement Approach［J］. The Institute of InternalAuditors, 2007, 67（3）: 56-58.

［10］Laurence E, Lynn, Robbie Waters Robichau. Governance and organisational effectiveness: towards a theory ofgovernment performance［J］. Journal of Public Policy, 2013, 33（2）: 201-228.

［11］Kristin eichbom-Kjenneriid. Political accountability and performance auditil: the case of the auditor general innorway［J］. Public Admin, 2013, 91（3）: 45-47.

［12］Kristin eichborn-Kjennerud. Aiiditee Strategies: An Investigation of Auditees' Reactions to theNorwegian StateAudit Institution's Peiformance Auditst［J］. International Journal of Public Administration, 2014, 37（10）: 685-694.

［13］Carolina Pontones Rosa, Rosario Perez Morote, Malcolm J, et al. Prowle. Developing performance audit in Spanish localgovernment: an empirical study of a way forward［J］. Public Money & Managements,

2014，34（3）：189–196.

［14］World Bank Group（2014 World Devdopment Indicators）［M］.
World Bank Publications，2014（5）：231–233.

［15］徐森英. 厂长调离经济责任审计探讨［J］. 审计研究，1987（1）：
23–25.

［16］廖长宁. 开展地勘单位队长离任经济责任审计的体会［J］. 中国地
质经济，1992（1）：25–27.

［17］周永强. 谈医院院长离任经济责任审计［J］. 内审天地，1998（9）：
42–43.

［18］钱芳. 谈领导人经济责任审计［J］. 北方经济，2006（4）：
77–78.

［19］刘立善. 新医改下公立医院经济责任审计探讨［J］. 财经监督，
2013（6）：61–63.

［20］罗艳芬. 乡镇领导干部经济责任审计评价研究［D］. 西南大学，
2012.

［21］马建. 乡镇领导干部经济责任审计评价研究——以湖北省 H 乡为例
［D］. 中央民族大学，2013.

［22］袁家芳. 校办产业经理（厂长）离任经济责任审计探讨［J］. 华东
经济管理，1996（7）：54–55.

［23］陆东辉. 经济责任审计评价指标探索［J］. 上海会计，1992（9）：
53–54.

［24］王俊，王攀. 国有企业内管干部经济责任审计评价模式初探［J］.

齐鲁论坛，2013（4）：54-57.

［25］韩晓雪，刘凌云. 医院经济责任审计策略［J］. 经营管理者，2014（11）：33.

［26］万奕琳. M区文广局内部经济责任审计研究［D］. 华东理工大学，2014.

［27］吴亭儒. 高校领导干部经济责任审计研究［D］. 财政部财政科学研究所，2015.

［28］钟英姿. 公立医院经济责任审计研究［D］. 江西财经大学，2015.

［29］刘涛. 国有M公司经济责任审计评价指标体系研究［D］. 辽宁大学，2012.

［30］谷沉铮. 国有企业领导干部经济责任审计评价指标研究［D］. 河南大学，2014.

［31］程海艳. 高校领导干部经济责任审计评价指标体系研究［D］. 武汉理工大学，2013.

［32］蔡秀芳. 公立医院经济责任审计存在的问题及对策［J］. 财经纵横，2013（2）：91-92.

［33］于显池，于凤霞. 公立医院领导干部离任经济责任审计评价指标体系研究［J］. 时代金融，2014（5）：41-42.

［34］陈萍. 关于医院内部经济责任审计的思考［J］. 时代金融，2014（9）：201-202.

［35］高小佳. 进一步加强医院法人经济责任审计的思考［J］. 会计与审计，2012（2）：78-79.

［36］武敬伟. 医院法人任期经济责任审计中存在的问题及对策［J］. 中
国卫生资源，2005（5）：205-206.

［37］李晓红，王乐，姜小明. 医院经济责任审计评价体系研究［J］. 时
代金融，2011（11）：305-306.

［38］王学龙，郭江波，汪旭. 基于平衡计分卡视角的经济责任审计评价
指标体系构建［J］. 研究与创新，2015：145.

［39］沈珍雁. 公立医院经济责任评价指标体系的构建［J］. 会计审计，
2004（8）：23-25.

［40］汪立元. 国有企业高管经济责任审计评价研究［D］. 东华大学，
2013.

［41］李琼. SY 集团公司经济责任审计评价指标体系研究［D］. 西北
大学，2015.

［42］李丛. 党政领导干部经济责任审计评价指标体系构建及应用研究
［D］. 兰州理工大学，2013.

［43］房哗. 行政事业单位领导干部经济责任审计评价指标体系研究［D］.
山东农业大学，2015.

［44］黄亚芳. 湖南省村干部经济责任审计评价指标体系研究［D］. 中
南林业科技大学，2015.

［45］周文强. 经济责任审计评价指标体系构建［D］. 内蒙古大学，
2014.

［46］李莹莹. 国有企业经济责任审计评价指标体系［D］. 吉林大学，
2010.

［47］钱晓珍. 医院经济责任审计案例分析［J］. 审计广角，2012：246-248.

［48］毛晓文. 县级公立医院领导经济责任审计评价体系构建［J］. 审计广角，2013：219-220.

［49］贾品，李晓斌，王金秀. 几种典型综合评价方法的比较［J］. 中国医院统计，2008（4）：351-353.

［50］陈孝新. 几种综合评价方法的实证比较［J］. 江西财经大学学报，2004（3）：20-21.

［51］汤湘希. 试述成本的事前、事中、事后控制［J］. 现代经济信息，2004（8）：23-25.

［52］刘冬梅. 乡（镇）长任期经济责任审计评价研究［D］. 扬州大学，2013.

［53］陈增美. SY 集团公司经济责任审计评价指标体系研究［D］. 云南大学，2015.

［54］高峰. 基于平衡记分卡的事业单位绩效评价研究［J］. 经贸实践，2006.

［55］唐月红，薛茜. 基于平衡计分卡的公立医院绩效评价指标体系［J］. 绩效管理，2008（5）：56-58.

［56］杨艺乔. 高校内部领导干部经济责任审计评价指标体系研究［D］. 首都经济贸易大学，2016.

［57］李晓红，王乐，姜小明. 医院经济责任审计评价体系研究［J］. 时代金融，2015（11）：305-307.

［58］张爱辟．基于平衡计分卡的公立医院绩效评价体系研究——以某市中医医院为例［D］．吉林大学，2015.

［59］钟英恣．公立医院经济责任审计研究［D］．安徽财经大学，2015.

［60］刘立善．新医改下公立医院经济责任审计探析［J］．财会研究，2013（6）：61-63.

［61］乌晓为．浅谈经济责任审计的评价［J］．会计之友，2011（2）：93-94.

［62］王璇．公立医院内部经济责任审计工作调查与分析［J］．中国内部审计，2018（11）：72-75.

［63］管芝云．公立医院内部经济责任审计探讨［J］．新会计，2018（11）：42-43.

［64］胡慧心，于筠．内部控制视角下公立医院经济责任审计转型探索［J］．中国内部审计，2018（9）：70-72.

［65］冯丹，陈朝晖，王小翠，等．公立医院院长任期经济责任审计评价体系研究［J］．中国总会计师，2018（7）：59-61.

［66］何萍．公立医院经济责任审计精细化方案［J］．现代国企研究，2018（10）：82.

［67］方文彬，张博．公立医院领导经济责任审计评价指标体系研究——基于平衡计分卡视角［J］．淮海工学院学报（人文社会科学版），2018，16（5）：85-88.

［68］高小佳．进一步加强医院法人经济责任审计的思考［J］．中国卫生

经济，2012，31（2）：78-79.

［69］国家卫生健康委员会. 关于印发委直属和联系单位主要领导干部经济责任审计规定的通知：国卫财发〔2014〕3 号［EB/OL］. ［2014-01-22］. http://www.nhfpc.gov.cn.

［70］卫健委办公厅. 关于印发医疗机构主要负责人任期经济责任内部审计要点的通知：卫办财函〔2013〕199 号［EB/OL］. ［2013-03-09］. http://www.chinalawedu.com.

［71］张莹，杜伟钊. 医院经济责任审计评价政策环境与对策探讨［J］. 中国卫生经济，2014，33（9）：89-91.

［72］刘立善. 新医改下公立医院经济责任审计探析［J］. 财会研究，2013（6）：61-63.

［73］张颖. 浅议公立医院领导干部经济责任审计重点［J］. 时代经贸，2018（14）：94-95.

［74］祁增潇. 公立医院经济责任审计存在的问题及对策［J］. 青海师范大学学报（哲学社会科学版），2014，36（6）：21-23.

后　记

拂文揣味，掩卷而悟。删繁就简之旨未尽，提纲已改六遍矣；标新立异之意未终，文章已修十遍乎。本书是 2017 年度江苏省社会科学基金课题项目的研究成果。

在本课题研究三年的日日夜夜，有两件事对其进展产生了深刻的影响。一是课题研究之初，经济责任审计执行的是 2010 年 10 月中共中央办公厅、国务院办公厅印发的《党政主要领导干部和国有企业领导人员经济责任审计规定》，虽然其在推动经济责任审计工作深化发展方面发挥了重要作用，但是为了适应新形势新要求，完善经济责任审计制度，党中央决定予以修订。2019 年 7 月 7 日，中共中央办公厅、国务院办公厅印发了新修订的《党政主要领导干部和国有企事业单位主要领导人员经济责任审计规定》，这样，前期的研究内容就要随之做出调整以适应新的要求。二是 2019 年年末，新型冠状病毒肺炎疫情自湖北武汉蔓延至 31 个省（自治区、直辖市），

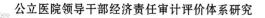

面对凶猛的疫情，我省医疗机构和广大医务人员积极响应党的号召，无私奉献、英勇奋战，经过三个多月的奋战，控制住了疫情，随后进入常态化防控阶段。

两次突发事件，也给本课题的研究工作方案、核心内容和进度带来了不小的影响。对此课题组审时度势，做出调整，以期按时完成任务，为审计研究和实务抛砖引玉。实际效果如何，有待专家和读者检验。

热忱欢迎多提宝贵意见！

感谢课题组全体成员：陈艳娇、陈延年、贾云洁、陈红、潘佳佳。

感谢上海市卫健委、南京市卫健委、丰县卫健委、南京市中医院、亳州市人民医院等单位提供的帮助。

史安平

2020 年 10 月于金陵